Brûlures

DU MÊME AUTEUR

Chambre noire, théâtre, Éditions Dumercherz, 1994.
Matèré, théâtre, L'Harmattan, 1995.
Quinze ans, la mort au bout du couloir, Syros, 1993.

Jocelyne Sauvard

Brûlures

roman

DESCLÉE DE BROUWER

76 *bis*, rue des Saints-Pères, 75007 Paris
ISBN 2-220-03910-2

DE TOUTES les cités de banlieue, celle des Islettes est la plus déconcertante. Ni triste ni abandonnée, elle donne, quand elle se détache sur la ligne bleue de l'autoroute, une impression de bonheur et de fatalité.

Son faisceau de tours, planté au milieu des champs, n'était jusqu'alors, sur la voie rapide qui mène à la mer, qu'un signe hermétique, un lieu inconnu et froid. Il s'est soudain mis à exister. Il a suffi pour cela qu'il surgisse dans le carré vibrant de l'écran : au journal de vingt heures, des garçons frissonnants parlaient tabassage. Une pulsation profonde soutenait leurs propos, en arrière plan, les cours se couvraient de signes étranges, et sous les bonnets de laine, les visages, frangés d'ombre, apparaissaient dans la simplicité de leur dénuement. Lumineux.

Mauvais garçons taraudés par le manque, anges filous, amants magnifiques, princes dédaigneux des édits — en équilibre sur le fil du délit — ils dansaient.

Corps de grès, mains agiles, ces hérauts avaient fait de leur cité une flèche de cathédrale. Et leur dédain des lois, leur violence, leur enfermement glorieux de bannis qui exige le respect de codes indéchiffrables, les avaient anoblis.

L'émotion que j'éprouvai à la voir signalée voisina avec le désir obscur de la découvrir et de la rejeter. J'ai répondu oui à l'incitation de Carmen : venir voir les rappeurs.

De ces joutes de mots qui fusaient des quartiers, j'avais une idée vague. Dès cet instant, j'ai vécu dans l'attente de les capter. Toucher, plutôt, là où elles palpitent. De manière intime. Presque en secret.

Je viendrai dans la cité en étrangère, comme en passant, pour rien, pour voir. Mon rôle n'était pas défini, Carmen trouverait un prétexte. Le mercredi, c'est son jour aux Islettes. Elle me prendrait devant la rampe d'accès du périphérique. A sept heures.

La *Golde* roule dans un parfum de sièges propres. Carmen l'entretient avec un soin jaloux, le même qu'elle réserve à ses plantes d'appartement. Le ciel sans couleur, adhère à la couronne brumeuse de la ville. Il se fond dans le gris-brun de la terre durcie. Du givre étoile les vitres. Nous roulons longtemps. Un demi-soleil blanchâtre luit faiblement.

Soudain, où j'attendais une signalisation feutrée, aussi prudente que « Silence, hôpital », ou « Attention, gibier », c'est un panneau comme tous les autres qui donne l'indication : « Sortie les Islettes ».

On s'engage sur la petite route. La campagne surgit, verte, on traverse un petit bois. Un camion rempli de casiers à bouteilles bringuebalants nous double, dévoilant le parking du centre commercial et ses divisions de chariots enchaînés. Tout de suite après, les allées de pavillons et leurs roses de décembre.

Carmen amorce la descente :

— Et voilà, tou vas connaître les garçons !

Sans raison, elle éclate d'un rire gaillard. Ma gorge est nouée, il fait froid.

— Votre pétite réunion aura lieu à la bibliothèque, annonce-t-elle.

Une réunion, quelque chose d'établi, de formel ? Pourquoi pas juste un rendez-vous ?

Je voudrais déjà être en sens inverse. Que ce soit fini.

On plonge dans le souterrain, on se gare, on grimpe l'escalier métallique. L'esplanade est cernée par les passerelles d'acier. Le vent soulève des paquets de prospectus.

La façade de la bibliothèque est en verre, la salle de conférences, garnie de bacs en plastique d'où sortent des tuyas. Une rangée de sièges mauves s'aligne autour de la table à tréteaux. A travers la baie vitrée s'inscrit un fragment de désolation.

Un garçon est assis. Les yeux bruns, la brosse luisante de gel, sans préambule, il dit : On commence ? et me tend son cahier. Bleu, écorné, couvert de graffitis, *Death* écrit en noir.

— Death est mon nom de poète. Sinon, c'est Kateb. Et vous ?

— Moi, c'est Lise.

Ses textes dénoncent tous l'exil, et célèbrent, comme l'exige la tradition qui me semble avoir traversé non pas deux décennies, mais des siècles, les défis des rappeurs.

Je n'ai pas eu le temps de me préparer, j'improvise. Les harmonies, je les suggère, comme en rêve, à mi-voix. Il incline la tête en fronçant les sourcils.

Le tee-shirt empesé plaque sur les épaules de Kateb une carapace, le pantalon est soigneusement repassé. Un second diseur pénètre dans la salle, sans qu'on l'entende, le pas amorti par d'épaisses semelles blanches.

— Wolf MC ou Léonce des Islettes, seize ans, le meilleur, déclare-t-il selon l'usage, en nous saluant et aussitôt, il entonne son rap :

— Tapeur, scripteur, ne reste pas dans la torpeur, expulse ta vieille douleur...

Léonce compte les rimes sur le plateau d'aggloméré. Des doigts de joueur de basket, noirs, gravés de rose, les joues zébrées par les scarifications. Et au-dessus du maillot amidonné, une mine si solennelle... Je me mords les joues pour comprimer le rire qui voudrait s'échapper.

Avec *l'éjeunes*, m'a avertie Carmen dans sa langue officielle qui les désigne comme une entité, il faut garder la distance.

L'espèce qu'elle pointe avec une rigueur d'ethno-sociologue, les jeunes, j'en brode les confins ; mon adolescence révolue, je jouis du statut de *jeune adulte*.

Et j'ignore où est la lisière entre légèreté et raideur.

Les diseurs dévident leurs rimes. L'esplanade exhibe ses panneaux : Mairie, Théâtre, Bibliothèque, passerelle des Pourpoints, des Martres, des Zibelines. Même la boucherie affiche une information : les bêtes ont bien été tuées selon la loi du Coran.

Un garçon fait irruption dans la pièce. Sans bruit. Il marche jusqu'à la table, tire une chaise. Un bref regard, il s'est assis, sans parler, sans se nommer. Je ne lui ai rien demandé.

— Tous des charlatans ! des chiens blancs, des bâtards !

Léonce braque l'index dans ma direction.

— Je dénonce sans répit l'immortelle malignité, les honorables tueries ! poursuit-il avec emphase.

On compte les pieds, il faut accorder le sens, les finales, le tempo. Je fais quelques suggestions que Léonce accueille avec méfiance. Sitôt qu'elles obtiennent l'adhésion de Kateb, il me gratifie d'un grand rire et les adopte.

Le garçon n'a pas desserré les lèvres. Celle du haut plus pleine que celle du bas, avec une ligne en forme d'aile de papillon.

— C'est parfait ! commente Léonce, mon texte est parfait !

Kateb observe l'esplanade. Un fragment de désolation envahit la pièce.

— Reprends ! intime-t-il.

Son tee-shirt fait une tache claire. C'est lui le maître du jeu, pas moi. Le garçon n'a rien dit.

A moins d'une heure d'ici, le jardin zoologique de Bulle-sur-mer abrite une volière qui ne protège sous ses arceaux qu'un squelette de baleine poli par le vent de mer, et une petite cage de la hauteur d'une nasse. Elle pourrait passer inaperçue, si de l'obscurité n'émergeait, au-dessus d'une boule de poils, deux prunelles jaunes. Avec le petit renard on s'est regardé longtemps. Jusqu'au fond des yeux, puis il a détourné la tête. Je n'ai pas oublié.

Le garçon est assis. Écartelé sur sa chaise, plutôt, une manière à lui de s'approprier l'espace. Un paquet de cigarettes a jailli dans sa paume. Du même bleu que le jean. Les doigts précis décachètent la fenêtre de papier argent, jouent un rythme. Doigts bruns au bout carré. Le paquet a disparu. Il tire sur la cigarette en fermant les yeux. On ne voit plus que la ligne de la paupière bistre, étirée, mince comme une aile.

Le gardien a éteint toutes les lumières. On s'est retrouvé dans le noir.

J'ai retenu le nouveau par le poignet.

— Je ne te connais pas encore ?

Il m'a regardée. Sans répondre, sans sourire. Nous sommes restés ainsi, longtemps. Très doucement, il a dégagé son poignet. Le visage douloureux, comme un fruit prêt à tomber. Et cette force contenue. Longtemps, j'ai gardé au bout de mes doigts le souvenir de sa peau.

— C'est le métis, m'a glissé Kateb, Alex Vogel, ça se prononce *Vos Gueules*.

Il n'a rien dit, le garçon, juste soutenu le regard. Il a les mêmes yeux que le renard.

Jaunes, avec une pointe verte, froide comme un caillou dans l'eau.

Par la baie vitrée, je les ai vus danser sur l'esplanade, s'enfoncer dans les quartiers. J'ai rendu les clés au gardien. Le vent soufflait par rafales, des emballages de frites ont roulé sur la dalle.

Des yeux en cage. Pas un appel au secours, plutôt une fin de non recevoir. Le métis. Je n'avais pas remarqué son appartenance à un quelconque mystère de soie et d'eau, à un pays de rizières. Je n'en étais pas sûre.

Il n'a pas souri.

Tout est noir. La monotonie des étendues grasses n'est rompue que par la rampe d'accès d'urgence qui scie l'obscurité en deux. A ma gauche, Carmen se tait, absorbée par la conduite. Je ne distingue dans l'ombre que sa mâchoire et juste derrière, les agglomérations qui passent en trombe. Après la bretelle de Mauvilliers, l'usine scintille sous ses balises électriques, la masse sombre du fleuve, qui porte les coques de plaisance, reflète ses ampoules rouges. L'entrée du périphérique nous happe.

Carmen rompt le silence, sa voix détache les mots :

— Il y a deux mondes aux Islettes : les jeunes du coin, et les gosses brisés qui ont atterri aux *Glycines*.

C'est elle qui a en charge leur équilibre. Elle reprend d'un ton enroué :

— Enfermés par leurs familles, mordus, brûlés, battus à mort !... Quand ça se découvre, ils sont placés aux *Glycines*.

Elle a cité quelques noms sur lesquels je ne pouvais mettre aucun visage. En fin de liste : celui d'Alex Vogel. Les quatre syllabes, restées en suspens dans le noir, se répercutent sur les vitres. Les quais, les ponts illuminés, la splendeur de la ville nous empêchent de parler. D'ailleurs, je n'ai rien à dire.

Carmen me dépose devant le porche du 112. Au quatrième, il y a encore de la lumière, elle teinte les platanes en jaune, on peut entendre la musique. Je fais les quatre chiffres du code et m'engouffre dans le hall. Je viens de très loin.

Les jeux de courbes et de droites, les lampes dardées comme des grosses lunes, les livres, le piano, et même la fontaine, soudain dérisoires, je ne les reconnais pas. Je ne peux rien dire à Renaud.

Allongé sur le canapé, il fume en m'attendant.

Le visage du garçon ne me quitte pas. Le regard surtout, celui d'un animal en cage. Il me tord l'estomac. Je tiens ma taille à deux mains, je presse, cela n'apaise rien. *La Fantaisie en fa*, non plus. Renaud change le disque, effleure mes cheveux d'une caresse légère. Il ne me pose aucune question, les yeux fondus dans le nuage de fumée, il reste à me regarder. Je vais me coucher.

Quand je suis montée en voiture, Alex m'a tendu une liasse de feuilles. Sans rien dire. Carmen n'a rien remarqué. Celui-là, avait-elle dit l'après-midi en le désignant, ne parle pas. Pas un mot, jamais. J'ai enfoui les pages dans mon sac. La tête cachée sous les draps, je lis :

« Je peux devenir fou si on me tape sur l'épaule. Ou si on m'éclabousse le visage pour jouer. Quand je vois une main s'approcher de moi, je peux être méchant. »

On ne peut pas l'attraper, ni le ceinturer, ni même pour rire lui donner une pichenette. Les gens disent que c'est un serpent, le chinetoque. On ne lui a jamais dit que sa mère était folle. Alors c'est peut-être lui qui l'est. Il a écrit : c'est peut-être moi. On ne lui a rien dit non plus pour son père. Père, un mot vide de sens, pour un fantoche. Un absent, pas plus d'épaisseur qu'une photocopie, rien.

« On ne m'a rien dit et je ne dis rien. Tout est donc normal », poursuit Alex. Les images, il a envie de les garder, de laisser une trace. Il m'a donné ses mots en dépôt.

NOUS ROULONS, dans le quartier résidentiel des Islettes. Les jardins sont plantés de troènes, les allées semées de graviers. Sur la grille en fonte, l'inscription s'effrite : *Villa les Glycines, internat.*

— Plutôt un lieu de vie, qu'une pension remarque Carmen en ralentissant. On s'occupe de l'intendance et du moral, pour leurs études, les jeunes vont au lycée.

Le grand portail est ouvert. La *Golde* s'engage dans la cour avec précaution, les pneus font crisser les petits cailloux. Devant le panneau *Réservé au personnel* Carmen entreprend de se garer. Elle éclate d'un rire gaillard :

— Voilà, ma belle ! Tou seras plus à l'aise ici pour écrire. La cave sert déjà de salon de musique. Et le gardien de la bibliothèque ne viendra plus se plaindre du bruit !

Demeure fin de siècle au perron garni de balustres, la villa est plantée dans un jardin triste. A l'ombre du toit à clochetons, le crépi rose a blêmi. Des glycines, il n'y en a pas. Mais des cyclomoteurs qui s'appuient à la façade. L'essence a laissé des auréoles mauves.

C'est là qu'habite Alex Vogel.

J'ai fixé un sourire sur mes traits. Je réponds à Carmen dans un murmure. La rencontre avec ses pairs diplômés, titularisés, est imminente. Je le sais, au poids qui m'étouffe et creuse mes paumes.

Au lycée, au bout de kilomètres de couloirs, au-dessus d'un lavabo de ciment où bavait un gros œuf de savon, on lisait le même intitulé, *internat*, suivi de : *interdit aux externes*. Ces trois mots exhalaient un relent de châtiments corporels. Aussitôt, une odeur de soupe et de serpillière me montait à la gorge. L'envie de transgresser la loi. L'escalier menait aux dortoirs. Sous les vitres poussiéreuses, des reproductions : *Les Tournesols, l'Absynthe*. A huit heures, tandis que nous entrions en cours, les élèves de Terminale traînaient en pyjama.

Il y avait dans ma classe un pensionnaire qui venait de Dakar. Teint café au lait, fort en gym, Philippe Sénéchal. Une fois, il a pleuré ; le mal du pays. Je l'appelais Damoiseau, il m'appelait Damoiselle, nous étions amoureux. On ne se l'est jamais dit.

Le parfum des marronniers en fleurs et celui de la manufacture de tabac qui flanquait le mur du lycée flottaient au-dessus des courts de tennis, du bassin, de la piscine désaffectée, parfum de rentrée de Pâques. Les pétales moussaient sur les graviers.

Aux *Glycines*, même fermée, la porte semble battante. Un nuage de friture refroidie flotte dans le hall, l'odeur de toute communauté. Je ne suis jamais allée en classe de neige ou en colonie, même pas à la cantine. J'ignore le groupe. Les tables sont en formica gris. Sur la desserte, à hauteur de tête, un téléviseur. Les corbeilles à pain dentelées sont déjà remplies de tranches élastiques. La porte s'entrouvre, une tête de bébé joufflu apparaît. La tête se retire avec un rire.

— Hé les mecs, crie Gros Bébé en direction des étages, elle est canon la petite copine à Carmen !

D'autres têtes ébouriffées se montrent au-dessus de la rampe, le même éclat dans l'œil, les portes claquent.

— V'là les Côtelés !

Le terme, Polo me l'a appris plus tard, désigne les cerveaux : Carmen la psy, Zouygue l'éducateur et l'abbé Robert.

— Signe particulier, ajouta-t-il, une prédilection pour la reconnaissance hiérarchique et le velours côtelé. Leur fantasme c'est de nous plâtrer une jeunesse potable sur une enfance dégueulasse !

Un garçon vêtu de sombre se penche au-dessus de la cage d'escalier, me fait don de son sourire et se retire, cramoisi. Carmen laisse fuser un nouveau rire :

— Ohé, Amigos ! Jé vous amène la pétite stagiaire !

Le terme est impropre, je ne suis qu'une promeneuse ici, mais qui songerait à le rectifier ?

Les têtes ébouriffées s'évanouissent. Je n'ai pas vu Alex Vogel.

Le rez-de-chaussée comporte trois autres salles : l'aire de jeux, l'intendance et un grand salon aux murs ornés de coquilles Saint-Jacques, transformé en salle de réunion. Sa moquette orange est jonchée de coussins et de galettes de mousse. Dans le petit bureau réservé aux entretiens, deux fauteuils sont disposés avec symétrie de chaque côté d'une table ; une marine assombrit le mur. Au premier, les chambres. Elles ont toutes les mêmes placards armés de cadenas, tous forcés, les mêmes lits recouverts de madras. Dans la première traînent une guitare et un jeu d'échecs. C'est la piaule au Métis, commente mon guide. Pommettes larges, museau d'animal, la grâce d'un jeune forain.

— Je m'appelle Aimé, dit-il. Une voix éraillée sort du gros poste qu'il transporte.

Le confort a fauché le luxe de la villa, il l'a rendue repoussante, autant qu'une maison sans livres. Elle subsiste, certes, mais sans mémoire, aussi aride qu'un parking.

Partir ou rester engourdie au pied du lit, à guetter l'heure ? Au bout du couloir, l'odeur âcre des lavabos rappelle que nous sommes dans une communauté d'hommes. Croqué, à la hâte sur le mur, une femme nue, jambes ouvertes.

Je dis : on descend ? Aimé approche tout près sa figure rieuse, qui renaît tout à coup.

— Tiens ! il tend sans me regarder une feuille de métal buriné, c'est pour toi ! j'ai quinze ans aujourd'hui, alors je te fais un cadeau !

Il détale.

La cave plongée dans la pénombre sent le lichen. Un seul projecteur éclaire l'estrade. Le dos tourné à l'entrée, Alex Vogel joue de la guitare électrique. Les cheveux si noirs sous la lumière qu'il y danse des rayons roses. Un air sauvage. Une présence insolente. Qui me déplaît.

Kateb et Léonce s'inclinent cérémonieusement devant moi, se redressent avec raideur (ils me dépassent de plus d'une tête), et pouffent en silence. Nous prenons place autour du guéridon. Les cahiers giclent des sachets en plastique. Alex descend de son piédestal, prend possession de l'espace, s'allonge sur la banquette. En appui sur un coude, il tire sur sa cigarette. Sa mise à l'écart m'agace.

La lumière sculpte son buste, dore son flanc, les muscles des bras, les doigts. Elle suit les encoches du jean, blanchi aux cuisses, sombre aux coutures, trop juste pour contenir le corps.

— Je veux écrire sur les guerres, le désert, je suis Touareg ! me signifie Kateb. Et son vêtement bleu repassé avec soin le confirme.

Les diseurs arpentent la cave, les jambes montées sur coussin d'air, ils scandent leurs phrases.

Le grand short de Léonce laisse apparaître un liseré de mollet noir où trois poils se battent en duel.

Ils se rasseyent, écrivent.

Leurs calligraphies m'intimident. Je les conserverai sans les relire, sans les toucher. De peur de surprendre, je ne sais pas, leurs ratures secrètes.

Alex n'a rien dit. Son regard étroit qui voit tout et s'éclipse a effleuré la courbure de mon pied. C'est un pied en visite, au bout d'une jambe croisée. Ma voix rebondit sur le mur, je ne la reconnais pas. Ni mes gestes. Leurs volutes au ralenti, je n'ai pas le pouvoir de les arrêter. Le plaisir que j'avais à donner s'est perdu. Mes cheveux coulent sur mes épaules. Je suis fatiguée.

Au bout de l'autoroute, la ville. Ce serait encore possible de partir.

Léonce piaffe. Il appelle la terre, de toute la force du talon. Quand elle est prête à le porter, il esquisse un sursaut en arrière et aussitôt, un bond en avant. Il roule les yeux et bouge les oreilles. Le cou, symbole de constance, il le tend pour exprimer le courage, la solitude. Seulement alors, les jambes écrivent l'histoire. Deux pas glissés, un sursaut, une boucle. Deux pas glissés, un sursaut, une boucle. *Tac tac boum boum. Tac Tac boum boum.* Le rythme et les pas se fondent, comme deux serpents qui frayent, et les mains scandent le battement intérieur. Celui qui parle du béton et des courants d'air. Son corps s'est arqué sous la souffrance. C'est une douleur qui serre le cœur, suggérant sans cesse des visions de terre fermentée, matée comme la chair des enfants. Léonce relâche son étreinte, il se laisse rouler sur les épaules, sur la tête comme une toupie, en proie à la transe. Son souffle voltige au-dessus de nos têtes, raconte les défis, et l'amour pour la métisse, couleur peau de banane. Il flotte dans son pantalon d'alpaga maintenu par des bretelles. Une ultime série de sauts vifs — on ne voit plus que l'éclair de son pied chaussé de blanc — Léonce salue, il halète. Les garçons le couvent de leurs yeux brillants. Merci, crie Kateb. J'aurais voulu lui dire combien c'était fort, mais je n'ai pu que secouer la tête en souriant.

On m'a placée près de Carmen, son surnom c'est Ratiche. Le regard rivé au poste, les pensionnaires mangent.

Trop souples, disloqués, pas vraiment assis, jamais posés, les garçons, c'est une nichée de fauves. Aucun n'a le manque de grâce des adolescents, hésitant entre la force brute et l'enfance. Doués d'élasticité, celle des enfants sans mère, agiles dans leur paresse, ils sautent comme on vole. Alex, en appui un instant sur le rebord de la fenêtre, bondit de table en table, sans renverser un seul verre. Dans chacun de leur regard, un manque. Je ne l'aime pas cette forcenée qui les a laissés là. Deviner que leur tête d'enfant, alors plus rebondie, ne s'est jamais incrustée dans la rondeur d'un sein me tire les coins de la bouche.

A ma droite, mon voisin riboule les yeux :

— Hé Ratiche, j'ai éclaté le clébard du curé !

— Passe à mon bureau ! répond Carmen. Son ton est tragique.

Polo se tasse à ras du tas de purée et me glisse :

— Ça tombe bien, j'avais besoin de pompes ! Elle va me filer un bon d'achat.

Désignant Alex qui mange posément à l'autre bout du réfectoire, il se met en devoir de m'avertir :

— Fais gaffe à ce mec ! Tous ses coups, il les fait en douce. Toutes les nuits, il se balade seul sur les toits des Islettes ! Jaune, tu piges ? C'est des chats ces gens-là, élastiques, sournois.

Au bout de l'autoroute, la ville n'est pas si loin... Partir, ne plus revenir, c'est encore possible. Que ce soit fini, que cela ne batte plus dans ma gorge.

— Tu lis quoi dans les yeux des jeunes ? Polo tord la bouche, la voix s'échappe de l'oreille. Certains ont des cernes, si creux, je risque :

« Vais-je bouffer ? »

— Et dans ceux des Côtelés ?

« Je boufferai toujours ! »

— *Good!* Polo me toise maintenant.

— Qu'est-ce que t'es venue foutre ici ? Observer les petits caractériels ?

Ses mots claquent comme des gifles. Son rire le casse en deux, il vocifère :

— Hé Carmen, tu nous as embauché une star, c'est notre sapin de Noël !

Le silence se fait, troublé soudain par le rire de Carmen qui s'adresse à la desserte :

— Il y a oune pétite bourgeoise, dont la place n'est pas ici !

Les Côtelés sont absorbés par l'examen de leur flan au caramel, figé dans son ramequin de verre. Je n'y comprends plus rien. C'est bien elle qui m'a fait venir ? Je me lève. Les mots qui portent vont claquer, je ne pourrai pas les retenir, je le sais. Ce sera fini. La vision des yeux jaunes me submerge. Je pense : plus jamais de cage. Je me rassieds.

Carmen me jette un regard sombre. Il ne rencontre que mes cheveux qui s'étalent sur la table et m'enveloppent. La télé brame. Les garçons sont restés sourds. Tout à coup, ils ne sont plus là.

Serrés dans l'escalier qui mène à la cave, les visages tendus vers moi, ils gardent derrière leur grand rire une singulière absence. Je me jette dans la mêlée. Même Alex a souri, un petit pan de lumière fait paraître l'iris plus doré. Toujours je reconnaîtrai cette lueur. Il vient humer sur moi l'odeur de la ville et de ses avenues bordées de grands parcs.

— C'est pour toi, dit-il à voix si basse en me glissant une nouvelle liasse.

Je ne réponds rien, j'ouvre les doigts et fait disparaître les pages couvertes du même lettrage que les remblais : *Alex des Glycines*.

Aux Islettes, un tag, on appelle ça une brûlure.

TANT DE MOTS, ont été bouffés, a de nouveau écrit Alex, mon cerveau rongé, tu seras ma mémoire.

Tout a commencé dans la grande maison à terre, au bord des plantations de thé noir. Il fait chaud. La servante, à genoux, nettoie les dalles. Sur les grandes chaises laquées, les dos des femmes, raides dans les robes de soie. Elles chantent et jouent aux cartes. Sa mère est parmi ces femmes, accroupie elle aussi. Alex ne sait pas ce qu'elles disent, il joue avec les petites boîtes de nacre, construit des barrages avec les morceaux de bambou. Leur langue, il ne la comprend pas. On ne lui a pas apprise. De la langue de sa mère, il ne connaît que les insultes. Je n'ai pas de langue maternelle, a écrit Alex.

Un jour, le tuyau de la soufflerie ronronne près de sa tête. Pendant des semaines, il entend sa musique. Les vagues claquent sur l'étrave. Tout vibre : sa couchette, les cloisons de teck, et dans son cadre de cuivre, la photo des anciens bâtiments des Messageries maritimes. Les cargos, les entrepôts, il les découvre à travers les hachures de pluie. Les uniformes kaki, soudain sombres.

Il avait fallu partir. L'endroit devenait dangereux. J'ignore pourquoi. Nous couper têt' !, a dit sa mère. Qu'ont-ils fait ? Pour désigner sa mère Alex écrit « elle » en lettres acérées qui déchirent la page.

D'elle à lui, les cris seulement. Pourtant, il ajoute : Je me croyais comme elle, je n'avais qu'elle, je l'aimais.

Et où était son père ? A cette question, il n'existait pas de réponse, la mère n'en parlait pas. Alex en conclut que son père était un « long-nez ». Qu'il avait regagné son pays, en l'abandonnant.

Là-bas, à des milliers de kilomètres, Alex regarde la mer. Petit garçon au visage empreint d'un sérieux si inexpugnable... Moi, ici, j'entre au collège, grave aussi, mais pleine d'un appétit joyeux qui ne s'est jamais démenti.

Des yeux étirés, je n'en avais jamais observé avant, ou alors, pas comme ça, juste bridés. Ceux d'Alex on dirait deux petites ailes. Il me regarde. Je murmure des formules que j'invente au fur et à mesure, qui l'apparentent toutes à un sage, on rit. Aux *Glycines*, personne ne taquine Alex : le silence qui l'entoure, son aura de chinetoque-sournois-qui-connaît-des-trucs inspirent la méfiance, l'envie aussi. Moi, je me repère aux codes typographiques : les yeux se mettent à briller : c'est le rire ; ils s'incurvent : la surprise.

Un jour, c'est l'hiver, il fait moite. Les gens crient. Ils courent sur le port, avec des valises, des ballots.

« Ma mère fait ses yeux terribles, ceux qu'on ne peut pas regarder. De sa poche, sur le ventre, elle tire l'or. L'homme fait non avec la tête. Elle crie, elle s'agenouille dans la boue, elle me fait mettre à genoux. Sa robe de soie couleur de jeune plan de riz est pleine de terre. Elle pleure, des sons rauques sortent de sa bouche. On ne part pas, on revient, tous les jours. Elle tire l'or de sa poche, beaucoup d'or. Un jour, l'homme fait oui avec les yeux, la paupière ne bouge pas. On prend le bateau. »

Ils débarquent. La mère est *malade* : elle fait manger à Alex un oreiller de plumes, des légumes crus, des épluchures. Elle n'a plus de domestique, c'est Alex qui la remplace. Le feu, ça brûle, elle le lui apprend en maintenant sa main sur le poêle. Pour les ciseaux et les lames, elle lui entaille le pouce. Comme ça, il sait.

Les années passent. Devant le temple familial, elle dispose les meilleurs fruits, pour le vieux Chinetoque. Elle se met à prier. Alex baigne dans les vapeurs d'encens, suffoque. Elle abat le marteau sur le gong, elle hoche la tête. Fernand et Paul, les petits frères d'Alex, morts de rire. Ils battent la mesure avec le menton en prenant des airs débiles, ils chantent des psaumes qu'ils composent :

Vieŭ Chnok' Com Pĕt' Ment Taré!

Alex fait le bonze, le monstre aux grosses narines, ils pleurent de rire. Elle se retourne, se jette sur Alex.

Cette fois-là, cela a été terrible. Il a perdu beaucoup de sang.

Je hais les dieux, les ancêtres, et cette femme, ma mère, a écrit Alex.

QUAND CE N'EST PAS mercredi, leurs visages restent enfermés derrière mes paupières, celui d'Alex en surimpression. Figure de lune couleur d'ambre, le halo qui entoure son sourire, je pourrais le toucher. Alex ne retrouvera plus jamais cette clémence de jeune bonze qui, s'échappant de son visage mais aussi de ses épaules et de ses bras, également polis, masque son écaille d'ancien enfant sauvage. Il ne m'apparaîtra par la suite que farouche, sous ses cheveux sombres et piquants.

Je me promène, Alex dans ma tête. Les parcs, les quais, les avenues, les terrasses prennent, par comparaison avec l'univers clos des *Glycines*, des couleurs, plus vives. Même les feuilles brillent d'un éclat plus vert car je suis libre, moi.

Dans ma vie, je n'ai fait jusqu'à présent que deux choses : me livrer à mon imagination et attendre. Ces deux occupations ont dévoré le temps... Enfant, je rêvais, debout entre les portes du placard de l'entrée, j'avalais des pages, toujours en retard pour venir à table. Le soir, la lampe de poche sous les draps, lire encore. Aborder sur l'île où m'attendait l'enfant de la rivière, meubler la mansarde de Petite Princesse, combattre la mouche tsé-tsé à Lambaréné, à Cinecitta signer des autographes. Je rédigeais d'innombrables ordonnances, des arrêtés, des notifications. Juge pour enfants, j'accueillais, pêle-mêle, réprouvés et chiens perdus. (La lampe faisait un rond de lumière sous le drap — mon père la posait près du lit avec douceur.) Juste avant de m'endormir, au bout de la rangée de poupées, je retrouvais le roman, sans cesse amélioré. L'amour était la grande affaire. J'abandonnai le tribunal pour battre les bois avec le rebelle aux cheveux noirs. Éprise pour un paragraphe, un regard, une manière de porter le blouson, je menais une existence splendide.

Je m'écrivis une lettre d'amour. Procédé peu satisfaisant, le billet pesait dans ma poche et je ne goûtai aucun plaisir à le lire. J'éprouvai même un sentiment bizarre, une sensation de vertige. Enfin, un dimanche, en promenade, je m'en débarrassai. Avec une certaine répugnance, je le tassai dans le creux d'un arbre.

Au lycée, les garçons ne sont plus tirés de mon imagination, mais assis à mes côtés. Mais, je n'aime qu'un seul type de réfractaire : l'ange filou menacé, prêt à transgresser l'ordre, le seul, à mes yeux, capable de se mouiller.

Ceux qui avaient des épaules et un corps incontestables, dont le jean soulignait la densité des cuisses et le volume velouté, ceux-là ne regardaient pas la lycéenne. Ou ne la regardaient pas comme ça. Ils adoucissaient leur attention. Déférente pour rire, quasi paternelle, elle devenait offensante, dans tous les cas. En faction sous la statue de Diderot, ils attendaient les filles. Elles arrivaient, lunettes, grands pulls, une pieuvre retenant les classeurs. Il ne se passait rien. Ils partaient ensemble sous les platanes du boulevard.

Certains (plus jeunes) amorçaient des tentatives, leur pomme d'adam montait et descendait, ils bafouillaient, chavirés, idiots, nez rougi de froid, au-dessus de la moisissure, dont ils avaient l'indécence d'être fiers. Avec Rose, on les dessinait, avant de piquer du nez sur notre barrage de Lagarde et Michard, *Phantasie und Wirklichkeit*. Sur les marches de la cour d'honneur, d'autres me tendaient une feuille pliée en quatre. Un poème parlait de mes cheveux et disait vous. Venus d'une autre classe, ceux qui me le remettaient n'avaient pas de prénom, juste un nom. Et un air avide qui restait sur ma peau comme une brûlure. De ceux-là, je ne parlais pas. Je ne les dessinais pas non plus. Je n'en voulais pas.

Aimer, c'était autre chose. Une transe, qui exigeait de l'abnégation.

Le temps n'en finissait pas, quand aurais-je l'air suffisamment vieux ? Peut-être jamais. Pourtant, j'étais à l'amour. On se retrouvait dans un grand appartement aux meubles recouverts de draps blancs. Il jouait la *Fantaisie* bien sûr. Je regardais ses mains. Le buste de Beethov et la ligne énergique de la bouche d'un jeune acteur m'aidaient pour le scénario. A en juger par les classeurs-photos des autres filles, je n'étais pas la seule. Mais, je n'en parlais pas. Il se tournait vers moi ; à travers l'échancrure de la chemise, sa poitrine brillait. Il s'approchait du lit et très lentement me dépouillait de ma robe. Pour la musique, j'aurais bien vu de l'orgue. Dans la cour, le jet d'eau *entretenait doucement l'extase*. Le second acte devait sa saveur à Rimbaud.

Les poèmes, toujours. Depuis l'enfance, un recueil dans la poche. Et des vers sur mon cahier de brouillon estampillé « Ville de Paris, école primaire ». Mais c'est le chiffre de Rimbaud que j'appelais, le dix-sept. Age exemplaire et sacré, symbole du péril et de la renaissance. Hélas, j'en étais loin, quatorze ans, à peine. Et la malédiction, peut-être irrémédiable, me faisait pleurer tous les soirs : je faisais jeune. En ce qui concerne la silhouette, j'avais scruté le miroir, et Rose avait confirmé : rien à reprocher. C'était mon air le responsable. Ce stupide aspect d'enfant sage qui m'était dévolu m'exaspérait. C'était clair, aucun homme ne m'aimerait jamais.

Pourtant, j'aimais découvrir à la lueur de la lampe de chevet, et comme par surprise, mon buste. On l'aurait cru habité. Ne pas partager cette joie qui m'était donnée à le contempler me rendait triste.

Les rêveries avaient continué. Au cours de math du mardi, de deux à trois, les baisers avaient un goût exquis. Le prof plongeait son regard dans une mare dormante, s'époumonnait en vain : Mais elle dort les yeux grands ouverts ! Une saveur nouvelle, entre l'eau et la grenadine, m'emplissait de délices. Ça devait être comme ça, le goût. Et le plaisir venait à point, par magie et sans écartèlement. Et si par hasard, l'imagination pourvoyait au manque de pratique, je me chapitrais.

En supposant que la volupté irradie comme un soleil roussi, son crépitement devait logiquement friser le divin, ou quelque chose de cet ordre, enfin côtoyer l'indicible ; j'attendais. Hélas, les incarnations de l'amant, plus nombreuses, plus insistantes, s'avéraient toujours aussi ternes. C'était ça le baiser redouté, attendu ? Ce va-et-vient mécanique sur mes lèvres. Garder l'œil ouvert, me répétai-je, et bien serrer les dents. L'émotion, chez l'autre ? Plutôt l'empressement d'un petit chien à se frotter sur une jambe ! Il devait y avoir erreur.

Ou peut-être n'étais-je pas *normale* ? Impossible. D'ailleurs, les doigts sur ma gorge étaient chauds et bons.

D'autres ombres s'étaient à leur tour animées. Période obscure, pleine de dégoût.

Et puis, il y avait eu Renaud. Quand il m'aperçut au *Verlaine*, il fit une embardée et se jeta aussitôt dans l'acte d'adoration. Il s'installa à notre table, commanda un cognac et se mit à pérorer à perte de vue. Il faisait une histoire avec rien, son trajet en moto, la tête des gens. Il passa le siècle en revue, recensa les Grands Tâcherons de l'Art, ces épistoliers obscènes. Ses mains tremblaient, la banquette de velours rouge, à mon côté, trépidait. Trois samedis plus tard, devant un loup au fenouil, il déclara qu'il m'avait aimée, dès le premier coup d'œil, et même avant. Qu'on le veuille ou non, décida-t-il, la beauté nécessitait d'infinies précautions, que lui seul, Renaud, était apte à déployer, pour peu que j'en convienne... Et son regard était noyé.

Depuis, je régnais sur Renaud en monarque absolu, élu par « droit divin ».

C'EST L'HIVER. La traversée est très longue, enfin le bateau accoste. Nous sommes arrivés dans le grand port, a écrit Alex.

La lumière est dorée. L'homme immobile au bas de la passerelle a des cheveux dorés aussi. Il soulève Alex, le porte sur sa poitrine, sa joue blonde le pique, il sent l'eau de Cologne. Ses yeux, on dirait des billes, Alex voudrait les toucher. Il ne faut pas. Ni les regarder, c'est interdit. On ne regarde pas les grandes personnes.

Il fait froid, des milliers de petits grains se sont formés sur les bras et les jambes d'Alex. L'homme dit : Il a la chair de poule, ce gaillard ! Tout le monde rit, Alex aussi. Pas sa mère. Il y a une photo.

Les yeux mi-clos, elle crispe les mâchoires. Elle ne parle pas. Elle *fait gueul'*. Plus de visage. Elle porte une robe à fleurs, serrée à la taille, de coupe occidentale. Alex est en blanc, le cou serré par un nœud papillon. L'homme blond, lui donne un transistor. Le lendemain, il part. Alex l'attend.

Ses yeux, il ne les a pas vus. Il ne doit pas regarder les yeux de son père.

Ils étaient bleus et froids.

L'appartement est sombre, Alex se cache sous l'armoire pour dormir. Il a peur de la sorcière. Encore plus peur de sa mère. « J'ai peur qu'elle me mange. C'est aussi pour ça l'armoire. » Le père n'est jamais là.

Tous les jours, elle crie. Son or disparaît, et ses bijoux, un à un. Elle aime l'or. Elle pleure. Elle enferme Alex dans le placard.

Dès que l'avenue bleuit, le balcon s'emplit du parfum des paulownias. En bas, l'embouteillage, l'effervescence. C'est l'heure. Je me poste devant la porte. Avec le chien, assis sur nos talons, nous guettons. On croque un biscuit, on regarde nos genoux, ceux du chien sont ronds, les miens, carrés comme des petits-beurre, je plonge la main dans la boîte à gros sel. On observe un instant les cristaux avant de les laisser fondre sur le bout de la langue.

— Qu'é-tu-fais là, Lilou ?, dit ma mère.

— J'attends mon Pa.

— Je me demande bien ce que vous avez à faire de si important, tous les deux ?

— On va danser.

Dès qu'on entend le pas de mon père, je préviens les autres :

— Il est à moi, mon Pa !

— On n'en a jamais douté, répondent-ils en chœur, avec des mines trop sérieuses pour que je ne les soupçonne pas de rire de moi.

— Regarde ce que j'ai trouvé derrière la porte, annonce mon père à ma mère en nous montrant le chien et moi.

Les autres lèvent la tête, se replongent dans leur lecture.

— En piste ! annonce-t-il. Dansons-son-et-son.

Il nous soulève, nous tient sur sa poitrine. On danse.

Alex, sa mère l'empêche de boire. Avant le coucher elle lui donne une poignée de sel pour étancher l'eau de son corps.

Il a soif. Il a soif toute la nuit. Il boit l'eau des fleurs. Au matin, le lit est mouillé. Il lave les draps avant de partir à l'école. Le soir, ils sont encore humides. Il se recouche dedans. Il a sept ans.

Ils mangent dans la cuisine ; le riz blanc dans le bol. Alex échappe ses baguettes. C'est une faute grave.

Sa mère écume, insulte, cogne. C'est une bête. La peur reste bloquée dans la poitrine d'Alex. Il ne parle pas. Il n'approche plus sa mère. Je ne peux plus la sentir, écrit-il, plus sentir son odeur de mère.

Les mots d'Alex demeurent en moi. Langue pure d'étranger, apprise à l'école. « Une proposition est un groupe de mots étroitement liés. » Quand il a cité le livre de grammaire, le plaisir a brillé dans ses yeux.

Alex relate sans commenter, laisse la liberté de lire entre les phrases, une autre phrase. Peu abondante, troublée par un adage, parfum de rives salines où les pieds calcinés s'enfoncent.

Garde ta bouche comme une jarre, tes pensées, comme une forteresse. Ne l'avais-je pas su avant même qu'Alex ne me transmette le dicton ? Ne serai-je pas, sinon, pillée ? De mes désirs, de ma passion profonde, je n'ai jamais rien dit. Empêchée par une conscience ombrageuse, ou quelque instinct de sauvegarde.

Sous mes paupières, les scènes de la jeunesse d'Alex. Il ne dit rien, mais son silence donne à voir. Je ferme les yeux, je peux à peine y croire, je m'accroche à mon enfance.

Chez nous, les déjeuners se déroulaient ainsi : ma mère rentrait de ses pérégrinations, les joues fraîches. Un coup de sonnette réjoui et elle commençait à raconter à mon père les mille aventures qui avaient semé sa route depuis le petit déjeuner : Tu devinerais jamais ce qui m'est arrivé ! Non, répliquait mon père depuis le seuil, ils riaient. Le bibi vissé sur la tête (on disait à poste), elle s'activait autour du fait-tout où mijotait le petit sauté de veau. Il débouchait les bouteilles, dévissait les couvercles. A-t-il une poigne de fer, mes amis !, faisait remarquer ma mère à la cantonade. Elle passait alors à la salle à manger ayant, depuis belle lurette, oublié son couvre-chef ; elle avait autre chose en tête, pensez ! Mon père, à qui il n'était rien arrivé entre la maison et son bureau, se mettait à bâtir tout un roman, le plaisir d'inventer dans les yeux, la connivence aussi. Elle haussait une épaule, il était secoué d'un rire silencieux. Nous, on était encore dans le livre auquel elle nous avait arrachés après mille appels, et les yeux vides, on mangeait, sans prendre garde à la sauce et à la jardinière de légumes. L'un de nous pouffait, les autres suivaient, en haleine. Ma mère, un sourcil relevé, un œil fermé, riait aussi. Reprenant son souffle, elle remarquait : Sont-ils bêtes à la fin, je vous garantis, c'est tout de même vrai !... Elle attendait l'histoire.

Alex m'envahit. J'entends sa respiration. Après chaque point, un silence, sa voix reprend, hachée, elle crache.

Avec les autres, il n'articule pas, comme eux, il tord la bouche et les syllabes sortent cousues les unes aux autres. Avec moi, il ponctue avec douceur, comme on fait pour une étrangère, accompagne du regard la promenade des mots et les abandonne. Je suis libre de choisir la conclusion. D'autres fois, il délivre une essence si aride que je crains de réduire ou, au contraire, de gonfler son propos. Les Côtelés n'y comprennent rien. Gênés par le silence qui dure, ils fournissent la réponse. Alex se borne à observer un nouveau silence, qu'ils prennent pour du respect, ou de l'ignorance. Qui n'est que dédaigneux.

Là-bas, chez lui, le silence est parole. Jour après jour, je découvre Alex. Je prends tout ce qu'il me donne. C'est un étranger. Je ne m'en suis pas aperçue tout de suite. Un étranger, avec sa couleur mystérieuse. (Léonce, avec sa peau noire, est d'une proximité fraternelle, cela n'a rien à voir.) Je n'ose pas questionner ce garçon, plein de haine.

POUR POUVOIR prendre le bateau, la mère d'Alex a acheté les papiers d'une morte. Elle est sans identité. Son nom, son âge sont ceux d'une morte. D'elle, on ne sait rien. Elle ne parle pas la langue. Une illettrée, une sauvageonne. C'est à elle que le père a confié l'éducation d'Alex.

Elle n'a rien changé à sa morale. Confucius, toujours.

Le dimanche, il faut aller à la pagode. L'office commence très tôt. Le pavillon de meulières bordé de troènes, rien ne le différencie des autres pavillons. Mais le rez-de-chaussée est transformé en sanctuaire. Face aux monceaux de fruits et de fleurs, aux tentures rouge et safran, elle se tient tête baissée. Il faut rester assis en tailleur jusqu'à l'heure du repas. Les femmes vêtues de soie cachent sous leur veste brodée une doublure de fourrure luisante et des perles. Sous la frange, leur regard privé de vue glisse sur Alex et sa mère. Devant ces femmes, il faut s'incliner très bas. Sa mère se prosterne, Alex refuse. Il sera châtié « bien com'i fo ». Tant pis. Au repas qui suit la cérémonie, il doit encore se tenir tête baissée au-dessus du bol de riz. Le respect, ça ne peut se transgresser, a sous-entendu sa mère. Elle craint que je ne découvre son vrai visage, c'est ce que dit Alex.

— Regarde les mecs quand tu leur sers la pince, a crié Polo, pas leurs *shoes* ! Il a voulu arracher à Alex les feuilles qu'il l'a vu couvrir de son écriture précise. Ils se sont battus. Polo a reçu « la leçon qu'il méritait ». Cela signifie que ses épaules ont touché le sol. Il est plein de haine, il guette le faux-pas.

A sept heures, quand je quitte le jardin d'hiver du 112, pour rejoindre Carmen devant la bretelle du périphérique, la fontaine chuchote. Chaque chose douce baigne dans une lumière atténuée ; au-dessus des potiches bleues, les rhododendrons font des grappes roses.

— Portrait de jeune fille en toilette fraîche, observe Renaud du fond du lit en me regardant partir, pour rejoindre ses petits anges, elle brave les éléments, ajoute-t-il en se pelotonnant. Dehors, il fait encore nuit.

Les Côtelés, eux, arborent le froc en velours mille-raies et la semelle élastomère, quand ils quittent sans bruit l'appartement de l'avenue du Pradines, ou du boulevard Victor. Cette tromperie me donne envie de crier.

Je viens en train, maintenant. Entre les tours, je marche. A travers les flaques, l'histoire des *Glycines* s'inscrit dans mes jambes.

La plupart de mes phrases commencent ainsi : aux Islettes. D'Alex, je ne parle pas. Mais j'aime prononcer son nom, Alex Vogel. Des garçons, je dis : on les casse. C'est évident ! répondent les gens, leur ton suggère qu'eux-mêmes sont incapables de rejet. Ils ajoutent : Ça doit être pénible ce que tu fais. Ils écartent les bras avec découragement : On ne peut rien y changer, faut pas se rendre malade ! Les moins timorés parlent de circonstances atténuantes, comme si les délits des garçons (les mêmes que ceux de mes aînés, qualifiés par ma mère de sottises de gamins) les avaient déjà condamnés. Ils rêvent : J'irai bien avec toi les voir aux Islettes. Mais leur raison se range aux obstacles qui rendent impossible la visite à la cité zoologique : J'ai des enfants !... Et leurs points de suspension m'accusent. Ils me fuient. A vrai dire, ils me dégoûtent. Je suis déjà de l'autre côté.

La mère ne me lâche pas. Ses yeux mi-clos me tenaillent. Leur noirceur mate, décrite par Alex, m'oppresse. Une « mauvaise mère » me dis-je, transgressant l'interdit de Carmen. Et je ne peux m'empêcher de faire la différence entre une « mauvaise » comme la mère et une « bonne » comme la mienne, qui défend ses enfants bec et ongles, si indulgente qu'on n'a jamais l'idée de souligner son amour. Invisible, dû, il passe inaperçu. D'ailleurs, je ne savais pas avant de fréquenter les Islettes que j'en avais une bonne, je la trouvais passable et ne prenais jamais part aux discussions sur les parents. Hormis quelques « m'agace-t-elle ! » de ma mère et un ou deux « Voyons, Nénette » de mon père, je n'avais aucune injustice à inventorier, même pas une gifle.

Un goût de malheur empoisonne ma bouche, m'empêche de manger, de dormir. Il teint la ville en sombre, ce qui fait dire aux autres : Elle prend tout au tragique. La chair douce d'enfant, la chair de bébé, m'obsède. Dans mon corps, chaque souffrance perce comme une épine. Je me répète : c'est pas possible. Mais cela ne change rien. Je me perds dans ce malheur, je veux qu'il me quitte, je ne sais pas quoi en faire, il m'épuise.

— Regardez-moi ça, claironne ma mère, elle est toute retournée chez le marchand ! Vas-tu finir de t'occuper des gens !

— Et toi, occupe-toi de tes affaires, tu préférerais que je sois une dondon ?, lui rétorquai-je, effarée de vérifier encore que les mères ne sont pas calquées sur ce modèle. La haine de leur enfant est telle qu'elle va jusqu'au désir de lui donner la mort.

Au bas des tours, les petits se pressent devant la cage à poules. Quand j'arrive aux *Glycines*, je guette sur les garçons les rives d'enfance.

Alex a conservé une rondeur ouatinée de jeune bonze.

Quand j'ai appris que la mère le faisait agenouiller, les larmes ont coulé sur mes joues. Quand il est sorti, j'ai tapé dans le mur, j'en ai les jointures écorchées. Mais cela n'apaise rien. Ni ma rage, ni mon humiliation. Et je crains de l'avoir fait taire. Le désir de railler tous ceux qui ont coulé des jours paisibles au sein de leur famille, transpire en petites phrases sèches. Je deviens caustique. On m'évite.

De mon sac, toutes mes photos ont disparu, même celle du passeport. Je n'en souffle mot à quiconque. J'ai terriblement peur de me tromper, de mal faire.

Le regard de la mère cloue Alex : il devient opaque. Alex suffoque. Le regard l'empêche de rire, de jouer, de dormir.

Cette fois, c'est avec le tuyau à gaz qu'elle a cogné. Ça cingle le caoutchouc, le cubitus s'est fracturé. Le pire, c'est de demander pardon, après. Elle sanglote. Allongé sur le sol, Alex garde les yeux fermés ; le bras posé à son côté, il ne le sent plus. Il entend les plaintes. Ça glapit, ça couine, ça gémit. Il reconnaît les syllabes « Moi malheureuse ». Elle le porte à l'hôpital. Elle dit qu'il est tombé. On ne lui demande rien. On plâtre. A l'école, rien non plus. La maîtresse ne sait pas. Elle dit : Je ne sais pas. Son père n'est pas là, son père n'est jamais là. Quand il revient, le père, il ne pose aucune question. Aucune question concernant les plâtres, les cicatrices, les entailles, les brûlures. Il rentre, il ouvre la porte du placard. Alex se coule dans le couloir. Le père n'a pas de regard. Ou alors, un éclat bizarre.

De ses voyages, le père rapporte en douce une foule d'objets électroniques, performants, inutiles. Il les abandonne à Alex avec nonchalance. Comme si leur caractère sacré lui eût échappé. Alex les aligne dans une boîte à chaussures au fond de son placard. Saccagé, renforcé, son placard, le septième en partant de la fenêtre, comme pour tous les autres, est son seul refuge.

Quand elle lui ordonne de nous battre, a écrit Alex, mon père tape sur le lit. Il dit : Crie ! Après, il referme derrière lui la porte de la chambre de ma mère, très doucement. Il a l'autorisation. Dissimuler, faire semblant, mon père, notre sauveur, c'est ce qu'il nous apprend. De lui, nous ne voyons que l'inclinaison de sa nuque, à voix basse on dit : le pauvre.

LA « BRÛLURE » du transformateur — un tag aux Islettes — a été recouverte par l'emblème du Tueur des Zibelines : un tas d'ossements. Alex avait risqué gros pour faire sa signature, il a frôlé la prison (détérioration du matériel de l'État). Mais, comme au temps des chevaliers, signer c'est marquer sa place dans l'univers. Et selon le code d'honneur des tagueurs, repasser sur une enluminure équivaut à une déclaration de guerre. Leur blason, à ces chantres des signes, n'est pas d'azur et d'or, mais de gueules et léopardé ! Le noir ne se marie qu'au rouge du sang.

Alex a tracé un poing au-dessus d'une tête, symbole de violence. Le Tueur a compris le message.

Seul un duel laverait l'affront.

Accompagné de ses assesseurs, Kateb et Polo, Alex s'est rendu au lieu-dit tunnel des Mortes-Eaux. Les témoins le laissent à l'entrée, il s'enfonce seul dans l'obscurité, c'est la règle. On ne voit que la ligne droite de ses épaules et la courbure de son bras autour du casque de moto (la batte de base-ball est cachée dans le blouson), puis plus rien, juste ses pas martelant le ballast. Alex est englouti par le noir du souterrain.

A l'embranchement des voies 4 et 5, il n'y a plus que les rails et la boue. A travers le soupirail, filtre un peu de lumière, sous la voûte une ampoule clignote.

Le Tueur attend. Il a un cou épais, des bouclettes au sommet du crâne, la nuque entaillée en forme de svastika. Alex a noué ses cheveux en catogan.

— PD, souffle le Tueur et sa bouche se tord. Il serre les poings et effleure son pied en signe d'infamie. Alex garde le silence. Du regard, il provoque le Tueur, mâchoires crispées, poings aux hanches, en signe d'orgueil.

Les deux combattants coiffent leur heaume. Batte baissée, ils s'affrontent. Les massues s'abattent. Au premier assaut, elles sont équarries, au second, fendues. Au troisième, elles volent en éclat. D'un bond, Alex est sur le Tueur. Celui-ci se retourne, l'écrase de toute sa masse. Alex gît dans la boue, les cuisses sur les talons. Mais les épaules ne touchent pas terre. Il glisse entre les pognes du Tueur, ondule, finit par l'enlacer. Dans un lent étranglement, il lui fait perdre le souffle. Le Tueur résiste, lourd. Il se dégage, cogne à toute volée, deux fois il enfonce son poing dans le visage d'Alex qui serre les dents et s'agenouille. Dans cette posture, le bassin en communion avec la terre, il est à l'aise, les jointures, élastiques. Il sourit, le sang jaillit de son arcade sourcilière. A quelques millimètres de ce sourire, le gros poing du Tueur, une masse d'armes. Poids léger, Alex sera écrasé. Il esquisse un geste, moulinet des deux poignets, rapide, il enveloppe le bras du Tueur, fait corps avec. Il suit sa trajectoire, la renforce, s'y colle. Le Tueur avait compté sur une résistance, le voilà entraîné par son propre poids. Il s'effondre dans un grand floc. Ses articulations craquent. Ses épaules baignent dans la boue, il en a plein la bouche, c'est fini.

Alex s'est assis sur une borne. Il est tout couvert de glaise, il saigne. De l'arcade sourcilière jusqu'au tee-shirt, le sang dégouline en faisant des lacets. Sa cheville brisée, il ne la sent pas encore. Il ramasse son blouson et s'éloigne en boîtant. Polo est déjà rentré.

A Valebreuse, une pension sans grilles, Alex monte les petits chevaux, à cru. Il fabrique une cabane, couche dedans. A travers les clairevoies, les étoiles. Le dimanche, il joue de l'orgue dans la chapelle. Il aime bien la messe. La fille du directeur ne le lâche pas, elle le couve de ses yeux noirs.

Seul, il se façonne une éducation. Sa mère lui a appris un seul principe : Garder ton cœur prop'. Il « s'arrange » avec. Là-bas, les orphelinats regorgent de métis. Devenue chair à blanc, mère de batard, la femme ne vaut plus rien. Elle fait disparaître les traces, elle dépose son enfant. Alex, son père a fait un gosse à une indigène et s'est tiré, qu'il s'estime heureux, sa mère l'a gardé ! C'est ce que chuchotaient les femmes le soir dans la galerie.

Pour le retrouver, le père, elle a mis des années. Elle a traversé les mers, écoulé son or. Chaque parcelle a été comptabilisée. Il paie, le père, avec intérêts.

Pour un sourire de ma mère, mes sœurs se seraient vendues. Jalouses, mouchardeuses, complices, toujours affamées d'amour. Moi ma mère, je ne peux plus l'approcher. Pour un sourire d'elle, mon cœur bondit. Mais je ne peux plus la sentir. Plus sentir son odeur de mère.

Alex a grandi, la porte blindée ne lui fait plus peur. Il atteint le verrou. Il part, les autres restent prisonniers. Là où il va, il ne peut les emmener. Il est déjà un étranger.

Polo riboule les yeux, sa voix métallique m'accuse. Je ne suis pas un cobaye !, lui a lancé Alex, je connais les plans de Carmen, avec les gars qu'il y a ici, sa copine ne va pas faire un pli !

Qu'Alex ait pu ainsi parler de moi... Trahie, me dis-je, comme s'il avait été tenu au secret dès le premier regard. Les phrases de Polo s'entortillent, son rire plein de sous-entendus le casse en deux. Je suis condamnée. Dans son regard, l'envie, et autre chose qui tremblotte, une lueur, gênante, que je ne sais identifier.

— Gâtée !, dit-il avec dégoût. En pinçant les lèvres, il ajoute :

— Mademoiselle vient se faire chier aux *Glycines* et c'est même pas pour le pognon ! Je n'ose pas m'avouer que Polo me dérange. Son regard, surtout, luisant et fixe... Et puis, un grand éclat de rire le rend à son état de bon gars, c'est moi qui me trompe. Les *Glycines*, c'est plus trouble que les Côtelés ne le supposent, plus pur qu'ils ne peuvent le concevoir. Alex ne m'explique rien, il m'épargne. Polo, lui, m'assène des indiscrétions de corbeille à linge sale.

— Quand ils estiment que les mecs sont assez grands, il les sacquent. La plupart se retrouvent à la Pépinière, chez l'abbé Robert, des vraies petites putes ! L'abbé, ça lui plaît, il raque, mais il mate ! Après, y a plus que la dope, ou se faire sauter la caisse.

Maintenant, je trouve le courage de lui intimer silence, je crie :

— Stop !

Ses confessions, si impudiques, ne peuvent être dictées que par la folie. J'essaie d'établir des garde-fous. Autant pour sa protection que pour la mienne, mais mon système de défense est poreux et il l'a toujours été. Je maudis le petit côté « tends la joue gauche » de l'enfance ainsi que l'autre, le côté « papier glacé », comme dit Carmen, qui invite les gens à se déboutonner. Ils m'accablent alors de leurs confidences, les gens. Ça me répugne. Au moins autant que l'esbroufe qu'ils mènent autour de leurs biens, tour à tour montrés et masqués. Carmen parle avec appétit de sa bagnole, de sa situation et du pognon. Le sexe, elle le traite avec verdeur et mépris. Carmen aime tenter des expériences, observer les émotions, noter les réactions.

A l'autre bout du réfectoire, Alex termine son repas. La bouche bien fermée devient mauve, les commissures remontent, les lèvres, comme des ailes de papillon. On échange un bref coup d'œil. A mes côtés, Carmen a fini de déchiqueter le bouilli de bœuf. Elle se lève, se campe au milieu du réfectoire :

— Ohé Amigos ! s'esclaffe-t-elle, jé pense qu'à mon ventre moi ! alors, quoi ?

Elle l'avait annoncé :

— Jé vais faire de la provoc' !

Personne ne relève le défi.

Au-dessus des épaules, la petite tête ronde, de la taille d'un melon, d'où s'échappe la voix. Plus bas, collée à la cage thoracique, la jupe droite, non pas passée mais surajoutée, qui pend comme un sac.

— Aujourd'hui jé me sape, avait signalé Carmen, jé me mets la jupe moulante ! Mais pas les bas, jé ne suis pas une pute ! Et son regard a adhéré à mes jambes.

Elle verse l'eau chaude dans mon verre en pyrex :

— Viens dans mon bureau, j'ai à té parler.

Elle allume une cigarette, me dévisage, tire deux bouffées, exhibe de son sac un cahier chiffonné qu'elle me fourre sous le nez.

— Et voilà ! lis !

— Ce n'est pas à moi.

Elle insiste. Son petit œil noir pétille de curiosité, de réprobation, d'envie, d'autres lueurs s'allument.

Je l'ai cherchée dans les Islettes, a écrit Alex. Vous n'auriez pas vu une jeune fille à la voix très douce ? j'ai demandé au patron du *Balto*. Il a rigolé.

« Elle regarde mes mains, elle les caresse du regard. C'est comme si je sentais ses petits doigts. Ça me donne envie de rire, comme des chatouilles. Mais elle a l'air sérieux. Elle suit du regard les cicatrices et se passe la main sur le front, éparpille sa chevelure. Ce qui m'a frappé le premier jour, c'est les yeux. Grands ouverts, comme si le monde s'y imprimait. Ils suivent les gestes. Des boules de sulfure, bleu. Tout d'un coup, ils se mettent à grésiller.

« Elle est très douce, elle sourit tout le temps. »

Des dessins, des signatures, des ratures. Qu'il ait pu perdre son journal me rappelle qu'Alex a seize ans. Les enfants perdus perdent des choses, ils se brisent les chevilles, saignent, cousus de cicatrices. Leurs dents s'effritent. Dans leur corps, la douleur. Ils ne sont pas immunisés. Les blessures ne se referment jamais.

Alex ne guérira pas.

« Des fois, je la déteste. C'est fou la haine que j'ai d'elle. De ses yeux qui écoutent. De ses mains qui écrivent. Quand j'ai vu ses mains j'ai dit : attention, c'est très fragile. Quand elle écrit, je l'exècre. Quand elle écoute, je voudrais lui faire du mal. Elle prend son visage dans ses mains en entier, ses cheveux glissent, elle écoute. Passionnément. Moi, je ne la regarde pas. Si elle me parle, je ne réponds pas. Pour l'offenser. Le regard méchant, pour lui faire peur.

« Mais elle n'a pas peur. Je ne dois pas la regarder. Ou alors juste les yeux... Ces yeux qui bavardent tout le temps, qui questionnent.

« Ces yeux raisonneurs, prêts à se réjouir, à écouter. Ces yeux écarquillés. Je la hais. Je casse sa joie.

« Son corps, c'est pareil.

« Je veux qu'elle se barre avec sa douceur, qu'elle fiche le camp.

« Si je voyais sa poitrine, je tomberais. Je ne la regarde pas. Mais elle est là, entre nous. Ronde, douce. J'ai envie de tomber, de m'agenouiller et de lécher, de me vautrer, de téter comme un chien. Cette douceur je la quitte. Je n'en veux pas. Je m'arrache. Je ne veux pas de ces yeux tendres, de ce sourire, ces petites fossettes pleines de joie. Je hais sa joie. Je veux la piétiner. La déchirer, cette joie. Je suis content quand les fossettes disparaissent. La tristesse embue tout, d'un coup. J'ai mal. Je pars. J'ai comme une envie de tuer ou de mourir. »

ON EST RESTÉS dans la cave. Dans la pénombre qui sent le lichen, on a regardé par le soupirail le jour descendre. Sans sortir les cahiers. Alex est resté le regard perdu dans la bordure de troènes qui masque la vitre :

— L'homme prend le serpent avec douceur, il le tient sous le ventre, le serpent ne se méfie pas. Il somnole. D'un coup de bambou, l'homme le casse en deux. Il rit et va vendre sa dépouille aux restaurants. Les gens s'approprient la vertu du serpent, ils le mangent.

— Et après ?

— Après, rien. Je ne veux pas faire partie des gens de là-bas. Je ne veux pas « m'arranger » avec la vérité. Je ne suis pas comme eux.

— Et comme ceux d'*ici* ?

— Je ne suis pas non plus comme ceux d'*ici*.

— Alors, tu n'as jamais rencontré quelqu'un, je veux dire, quelqu'un à qui parler au lycée, en pension ?

Alex a craché plus qu'il n'a dit :

— En pension ? les enfants arrivent amochés. Certains ne parlent pas. Ceux qui ont été violés sont muets.

Toute parole me paraissait gênante. Autant que les interventions balourdes des Côtelés. Les mots avaient du mal à se frayer un passage, nous venions de mondes si différents. Mais Alex a ajouté très bas :

— On était méfiant très tôt. On ne se confiait rien. Des adultes, des familiers, qui vous palpaient les couilles, il y en avait. Après, la stupeur qui paralyse... le dégoût... la honte. Et la peur d'être « mauvais ». Le pire, c'est de perdre la confiance.

Nous sommes restés sans rien dire. Très longtemps, peut-être toute la fin d'après-midi, à regarder le jour descendre.

— Alors, quoi ! jé m'en doutais !

Carmen accompagne ces mots d'une poussée sur la porte qui la propulse dans la cave. Le petit œil froid de guetteur, jamais assouvi, furette. A l'extérieur, les lampes sont déjà allumées.

Alex ignore son intrusion, occupé à recoller des bouts de mémoire.

— A Isaye, il fallait les appeler maman, les infirmières. Elles n'avaient pas de nom. Toutes, maman. Et les infirmiers, papa. Certains papas-mamans me prenaient sur leurs genoux, tiraient sur ma peau comme sur du chewing-gum. C'est beau, se disaient-ils entre eux, qu'est-ce que c'est comme mélange ?

— Montez, si vous voulez manger ! beugla Carmen, le ton aussi jaloux que si elle assistait impuissante au pillage de son appartement.

A Alex, elle n'a jamais rien demandé. Une fois, il est venu dans le bureau. Il a regardé le sous-main, la marine accrochée au mur, il n'a rien dit. Pour d'autres, ça marche. Ils collent au Côtelé, le sollicitent, l'appellent au secours, le cajolent, le rejettent. Il aime ça, le Côtelé. Chacun a son chouchou, sa « marchandise », un bon petit gars qu'il gâte un peu, et qui en échange lui donne des émotions. Alex n'est pas le garçon idéal. Et jaune, donc sournois.

Nous sommes seuls. D'Alex à moi, l'écriture c'est une nourriture. Une pâte qui fermente, pétille, gonfle. Je la replie, la fustige, la malaxe, je l'étire, je joue avec, je la bats, je la lui donne. Il la prend. Il l'éparpille, il la transforme en ruban, en cheveu de sucre. Il la file, elle est à lui. Il me la rend, je la travaille. J'en fais ce que je veux. Il ne la reconnaît plus, elle s'échappe. Elle existe désormais, sans nous.

Les doigts repliés sur le stylo et la masse noire des cheveux, c'est tout ce que je vois. Sa main gauche gît abandonnée, je pourrais la toucher. Je la regarde seulement.

Sous les paupières à demi-closes, on ne peut savoir ce qu'il contemple, on n'ose pas le questionner. Il ne répondra pas, le silence, plein d'une chaleur de plaine.

Il a prononcé le mot : suicide. Il a ajouté :

— C'est comme une histoire de famille.

Il ne va pas plus loin, il censure chacune de ses phrases. Je ne pleure pas, les larmes s'échappent comme l'eau d'une vasque :

— Écoute, le suicide c'est dégueulasse. On te fout en terre, avec une petite dentelle de nylon autour du corps et c'est fini... J'ai connu ça. Les mots se sont taris d'eux-mêmes, j'ai craint d'en avoir livré trop, de faire commerce.

Après un silence, la phrase d'Alex tombe :

— Je crois qu'on ne peut pas parler de suicide devant toi !

Son visage, comme un fruit prêt à tomber. C'est tout le langage que nous nous sommes permis. Expliquer, je n'ai pas su. Sous la table, à quelques centimètres des miens, ses genoux durs, sous l'étoffe du jean.

« UNE DAME a sonné, elle distribue des berlingots de Mir. Je prends le berlingot, plante un macaroni dedans et souffle. Elles sont grosses les bulles, irisées. Depuis sa chambre, ma mère demande ce qui se passe. Sa voix, une espèce de gémissement qui monte, et traîne. Je dis : C'est rien, c'est une dame qui donne de la lessive. Cela a été terrible, je ne l'ai pas entendue venir. Je n'ai pas le temps de me sauver. Son regard, opaque. Je cours tout autour de la grande table. Dans le couloir. Mais la porte est fermée, je ne suis pas assez grand pour défaire les verrous. Elle me coince, elle prend le hachoir. Ça coule de sa bouche les mots, un flot. Ça cogne, c'est une bête. J'ai peur. Quand tout est fini, elle monte sur le rebord de la fenêtre et se met à hurler. Les gens s'attroupent, elle ne se tient pas, elle se penche. Elle aime la mise en scène. Il fait nuit quand les flics viennent la chercher.

« Il arrive enfin, mon père. Il ne parle pas. Il dort, ou bien il gueule.

« Entre le silence et le cri : rien. »

Cet épisode est le dernier, on emmène Alex, il n'habitera plus chez sa mère.

Il ne peut pas croire qu'il vient de ce ventre. Le soir, avant de dormir, il se répète qu'il a été volé. Tout petit. Un jour, il va retrouver ses vrais parents.

Il a cinq ans et une boule de cheveux noirs. Sur la photo, il tient un petit marteau de bois.

Je la scrute à la loupe. Doigts de cinq ans, arrondis aux ongles roses, patauds encore. Fossettes, souplesse du poignet, bouts de doigts mignons légers comme des plumes, pouce prêt à être sucé, déjà habile, arqué, plus vraiment bébé, pas encore enfant, pouce de cinq ans.

Elle a dit :

— Mets ta main sur la table.

Elle a pris le hachoir. Elle a frappé. Doigt par doigt, pas le pouce.

Quatre entailles profondes d'où sourd le sang. Quatre croissants de lune.

Il a vu le sang, avec du blanc en dessous. Il a eu peur de perdre sa main. Ses doigts de les voir tomber, jetés au vide-ordure. Comme le chaton. Longtemps, ses prunelles étonnées ont poursuivi Alex.

Elle a ri d'un rire trop vif en jetant le chat.

Il n'a pu s'endormir avant le petit jour. Il crie dans son sommeil. Tout à l'heure peut-être, ce sera lui qu'on jettera.

Les larmes restent accrochées aux cils, il garde sa main, bien à plat, pour que le sang ne coule pas.

Quand son père est rentré du travail, Alex est déjà couché. Alex est toujours couché quand son père rentre du travail.

Elle a dit : Il dort. Le père n'a pas demandé à le voir, il ne demande jamais. Il a avalé sa soupe, il s'est mis au lit. Le lendemain à sept heures, il est parti. Alex l'a entendu. Il est resté allongé, bien droit.

Quand les autres sont revenus dans la cave, Alex s'est levé. Il a jeté la feuille dans la corbeille, il a franchi la porte. Sans regard, tout en dos, en mépris.

— Beau gosse, a grincé Polo, mais salaud !

L'œil bleu me détaille sans bonté. J'ouvre la fenêtre, le parfum des troènes monte. Les garçons partent.

Dans le train, en défroissant les feuilles du bout des doigts, je lis :

« Des soleils roses et verts pendaient aux chambranles des portes. C'était comme si la lumière en bloc eût coulé dans mon sang.

« Un ascenseur brillant monte et descend, emmêlés, le garçon et la fille s'étreignent. Lui, pris dans la robe corail, la pénètre à travers l'étoffe.

« Les lunes d'argent tremblent dans les orbites, les narines, de s'être frottées au pavot, sont des coquelicots éclatés, les bouches aussi, l'écume ourlant les lèvres, goûtées, bues et mangées, l'écume ourlant la lèvre est du baiser répandu, le corps, mou comme celui d'un enfant nouveau-né. »

Le regard de Polo cligne dans le wagon, la verrière de la gare répercute l'écho de sa voix :

— Et toutes les nanas des Islettes, et d'ailleurs, je dois dire, pendues à son cul !... Je colle à la roue, des fois j'en ramasse !

Son rire strident m'accompagne jusqu'au porche du 112. Renaud m'attend en fumant, il a rempli les jardinières de jacinthes bleues, la fleur de mon signe. Nous partons dîner au *Verlaine*.

AUJOURD'HUI, Alex est allé plus loin, personne ici ne sait rien de son séjour à la campagne, dans une famille.

— Le père Martin portait des bleus. Des paluches immenses, un béret qu'il ne quittait jamais. Nous étions trois garçons « accueillis » chez lui. Le dimanche, il m'emmenait avec lui garder la scierie. On partait à sept heures. La Dodoche était enrhumée. Il disait : Vingt dieux, a fait cor' un caprice, la Titine ! Il crachait. Toute la journée, il restait dans la cabane, un vieux clope maïs au bec. J'avais la scierie pour moi. J'escaladais les tas de bois, je fabriquais des sabres, des coupe-coupe. Le bois de châtaigniers, il faut le découvrir. Rugueux, humide, trop dur quand il vient d'être scié, avec le temps, il perd son austérité ; il blondit. Le chêne a de grandes auréoles blanches. Une chair, fine, une force, un parfum. Une beauté.

A la soupe ! braillait le père Martin. Il avait

réchauffé un cassoulet sur le camping gaz. (Mon père a toujours hurlé lui aussi, un aboiement.) Il vidait son litre, se curait les dents. A cinq heures on rentrait. Fallait pas toucher au frigo, la mère Martin l'avait interdit.

La nourriture était fractionnée, les parts comptées, sous plastique.

Elle disait : Vivement que le crédit du pavillon soit payé qu'on se débarrasse de ces trois morfales !

Un mardi, en rentrant du lycée, j'ai ouvert le frigo pour prendre du beurre. Le beurre, elle ne pouvait le débiter en portions. Elle est arrivée, avec ses semelles de crêpe, je ne l'ai pas entendue. Elle a crié : Sale voleur !

J'ai couru jusqu'à la nationale, avec mon cartable. Caché dans un taillis, j'ai attendu la nuit. J'ai fait du stop. Une camionnette s'est arrêtée, le chauffeur m'a déposé à l'entrée du périphérique. Je ne pouvais rentrer chez ma mère, j'ai dormi dans les caves.

Sur la photo qu'il me tend, Alex porte une chemise à manches longues. Les mains croisées sur le ventre. La droite enroule le poignet gauche, signe de douleur. Il a des cicatrices. Les yeux, derrière un écran invisible. Il est planté dans le sol. Le garçon de ma classe était comme ça aussi, un aventurier déraciné, couleur café au lait. Mais il n'avait pas ce regard. Le même que les petits singes de Phnom Penh, le crâne pris dans un étau, tandis que les dîneurs dégustent leur cervelle.

Le soleil luit sur la boule de cheveux brillants qui cachent d'autres blessures.

Il a neuf ans, il est seul. Il le sera toujours. Il ne le reconnaîtra jamais. La photo, c'est le blond qui l'a prise.

— Mon père est un con ! La constatation d'Alex, sa voix sèche, a résonné comme un blasphème. C'est la seule fois. Plus tard, il n'y fera que des allusions convenables. La vérité, quoiqu'il en dise, comme l'homme au serpent, il l'arrange.

De son passé, il ne parlera plus. La dernière photo, il me la tend comme s'il mettait le point final.

Devant une pergola de bambou, une jeune asiatique en robe de soie. Le sourire est éclatant, la mise en plis comme vernie, les boucles d'oreilles, les clips Chanel, le collier, le bracelet luisent. C'est pour le blond qu'elle pose. Ça se voit au regard rétréci qu'elle fixe sur l'objectif.

— Ma mère est une brute. Mon père, qui nous prend au dépourvu, n'est personne. Alex observe le cliché, le jette, après l'avoir froissé. Les derniers mots sont crachés :

— Ces gens sont terrifiants.

Au passé d'Alex, j'oppose mes souvenirs, insignifiants.

Un dimanche, j'ai volé. Pendant que ma mère achetait des cartes postales dans la cathédrale de Rouméville-le-Haut, la paire de jumelles miniatures qui montre des vues, je l'ai fait disparaître dans ma poche. Un mois après, je l'ai sortie de sa cachette et l'ai montrée à ma sœur. Son air atterré m'a étonnée, je croyais qu'elle allait rire. Il y eut des conciliabules entre elle et ma mère, porte de cuisine close. Elles réapparurent.

Eh ben ! tu sais que je suis pas contente !, proféra ma mère d'un ton sans réplique, c'est pas joli ça, Mademoiselle !

Celle qu'on pouvait agacer, coiffer, taquiner, dont on pouvait se moquer, avec qui on jouait la comédie, celle-là était sévère ! J'étais mortifiée.

Cela n'enraya pas pour autant la tentation, pas plus que la peur d'être forcée de l'avouer en confession. Si tout le monde à la maison se fichait comme d'une guigne de cette obligation, moi pas. Je m'y entraînais par des examens de conscience quotidiens, interrompus par les exclamations de ma mère.

— Elle va toujours bien devenir bonne sœur, cette Lilette ! As-tu fini, avec tes génuflexions ! Et voilà qu'elle en fait faire à son chien, maintenant !

— Laisse donc, Petit loup, murmurait mon père, avec douceur.

— Hééé, laisser ! Que c'est l'heure de dormir !, clamait-elle de sa voix claire, une clarinette. Je viens éteindre !

Aussitôt, on entendait ses pieds nus marteler le carrelage.

— Disparais !, hurlai-je déjà hilare — notre mère ayant toujours déclenché nos fous rires — *Hors d'ici tout à l'heure ! Et qu'on ne réplique pas ! Allons, que l'on détale de chez moi !*, ajoutais-je, parodiant *L'Avare*.

On entendait ses pas décroître dans le couloir tandis qu'elle regagnait leur chambre.

Après l'épisode de la cathédrale, la tentation fut plus forte. Quand elle essayait des chapeaux aux *Réunis*, je l'attendais au rayon souvenirs, devant les appareils photo miniatures. Je faisais défiler les curiosités : couchers de soleil sur les sampans, chutes de neige sur le Mont-Blanc, rochers jumeaux de la Baie d'Along. Saisissant puis reposant l'objet du désir, je livrais un combat farouche. Rentrée à la maison, éreintée, je prenais mes crayons de couleur et dessinais une pagode au milieu de pêchers en fleurs.

Alex n'est jamais seul ; toujours les rites du groupe. En rang dans le préau, le dimanche, les partants attendent. Avec des mines de chien galeux, ils arrivent. Vêtus d'anoraks, voûtés, ils se tortillent. Jusque dans les bourrelets de lycra, ils gardent l'odeur des ascenseurs détériorés, le souvenir des gestes obscènes. Il leur manque des incisives. Les autres, engoncés dans leurs manteaux, font bande à part. Un air respectable, une traînée de sueur sur la joue, ils sont pareils. Ils s'engouffrent dans leur voiture, emmènent les partants, les redéposent à six heures. C'est ça les parents ?

Brillant comme un soleil, son père descendrait de la Mercédès, ils partiraient, ils visiteraient des pays.

Sa mère en robe de soie apporterait le riz, tassé dans un linge blanc. Comme une écharpe parfumée, celle qui s'enroulait au cou des soldats. Pendant la guerre, le riz autour du cou, ça leur permettait de tenir. Elle porterait un grand foulard. Avec un foulard autour du visage, elle est plus douce. Alex guette les bruits d'accélérateur. Il n'est jamais venu.

Pour un délit (on dit une connerie), Alex passe en justice. C'est l'abbé Robert qui l'emmène chez le juge. Il faut que le père signe les formulaires, Alex est encore mineur. J'attends son retour. Avec Kateb, on invente des rimes. La conscience qu'il a du rôle du poète, me remplit de respect. Je rattrape toute ombre de sourire ; il pourrait se méprendre et je ne veux pas l'offenser. De la cabine, j'appelle le tribunal en me faisant passer pour l'avocate d'Alex. On l'a relâché. Je fais les cent pas devant la grille. Enfin, dans la vitre du Volvo, le visage d'Alex pressé contre le museau pointu du chien. La face de martyr ténébriste de l'abbé Robert, marquée du sceau de la prière, du renoncement, et du désordre hépathique, ne reflète aucun sentiment quand il se gare. L'abbé n'esquisse pas un bonjour et garde les yeux rivés à mes chaussures.

L'homme qui pérorait d'une voix aiguë dans le bureau du juge n'était pas à sa place. Et rien ne l'était. Ni son blouson de jeune sportif, ses cheveux fins encore blonds, son teint chiffonné. Ni son regard. Il n'arrivait à se poser sur personne et rampait sur les plinthes.

Alex a réussi à l'identifier à son air de chien fou. C'est ça, son père ? Ce bonhomme de rien fait pitié.

Dans le parking, la femme au front bombé et recuit, sa mère ? Alex ne la reconnaît pas avec certitude, il claque la portière du Volvo et rentre aux *Glycines*, sans la saluer.

— Je ne veux pas que mon fils porte le nom de ces sauvages !

Ceci, il l'a crié et s'est enfermé dans sa chambre. J'ai pris le train.

Je m'ennuie. Renaud le sait. Si nous faisions une escapade aux Roches Noires ? Les grandes marées, c'est si beau. Et les grands ciels nuageux ; les mêmes, sur les plages, et sur les toiles du petit musée.

On marche dans les dunes, et le long des rochers gluants. Renaud craint que les vagues ne m'emportent. Une tristesse ne me quitte pas. A l'abri d'une arche de craie, Renaud a caressé mes cheveux ; sur son visage, la passion dévote.

La vision des tours dégradées battues par les vents a envahi la plage, je l'ai regardée flotter puis s'évanouir.

Nous sommes rentrés au Grand Hôtel.

Une langueur chagrine était demeurée en suspens dans la voix de Renaud.

Quand je reviens aux *Glycines*, les lilas embaument. Dans la salle de réunion, les fenêtres sont grandes ouvertes.

Les garçons répondent avec nonchalance aux incitations de Carmen. Ils préfèrent s'affaler sur les tapis de mousse, Aimé exhibe un minuscule clavier électronique, Polo rêvasse. Vautré sur la moquette, Alex se confond avec les coussins.

— Une telle aisance, c'est un peu malsain. Provocant, vous comprenez cé qué jé veux dire. Dans la séduction. Un petit saligaud, avec des airs d'ange !

Carmen fait ses commentaires à voix basse, l'abbé et l'éduc conservent leur neutralité bienveillante, commode, rétribuée, reconnue. Celle qui ne laisse pas de trace.

Le paquet bleu a disparu dans sa paume, Alex exile les autres derrière la fumée.

Sous l'effet d'un plaisir, ses yeux se mettent à briller, comme s'ils allaient rouler hors des cavités. Pour l'instant, sous le voile sombre des paupières, ils dorment.

Immobile, Alex est entré dans le sommeil. Les garçons bâillent, les Côtelés les mettent au défi. Alex se retourne sur le ventre. Pureté du dormeur.

— Alors, quoi ?, tente une dernière fois Carmen pour leur « faire cracher le morceau », jé pense qu'à mon ventre, moi !

— Fous le camp charogne, éructe Polo, on a trouvé mieux !

Aimé s'esclaffe, Kateb esquisse une roulade, la salle se vide. Les Côtelés gonflent les joues comme des enfants déçus.

Encore une fois, leur jeu est à l'eau.

LE BOUCHER a tiré avec une 22 Long Rifle. A bout portant. Les murs des Islettes se sont couverts de graffitis. Toujours les mêmes : *Death, Death*.

Alex a dit :

— Viens.

On sort du *Balto*. On ne parle pas, on marche. Son pas, soudain, lourd, l'angoisse qui monte dans ma gorge. On s'éloigne. On est dans une espèce de campagne, un terrain vague. Il se poste devant moi. La peur, nichée dans mon ventre. Il est arrivé un malheur. Je dis :

— Parle.

Les mots sortent comme un caillot :

— Le boucher a cru qu'on embarquait son scooter, il a tiré. Kateb a été tué.

Sa voix, je ne peux l'identifier, elle ne vient pas de lui. On marche. Sans parler, sans rien voir. Il fait nuit quand on arrive au bois. C'est seulement là que j'ai entendu un cri. Plutôt un sanglot, près de mon oreille. J'ai dû crier longtemps, je ne sais plus. Le cri s'est tu. On est reparti dans l'autre sens.

La *Golde* est en révision. Sur le quai, Carmen. C'est la première fois que nous nous trouvons à la gare. Le train arrive. *Romi train long*, une heure de voyage. Carmen prend place :

— Tou es une petite fille perverse ! quatre grammes de folie en toi !

Sa voix monte, tragique, joue avec le petit accent ; dans l'œil un éclat. Le même que fait naître l'allusion paillarde.

— Tu n'as aucun droit ! Ce n'est pas parce que tu es belle ! Tu vends ta marchandise ! Tu n'es pas une femme ! Jé l'ai rêvé, j'en ai parlé sur le divan, tu portes la mort !

Elle a un renvoi discret.

— Un jour, tu seras vieille !

Elle se tapote la gorge, sur ses traits apparaît quelque chose d'un peu dégoûtant.

— Vieille ! laide !, reprend-elle, puis elle s'autorise une variation :

— Laide ! Vieille ! Seule !... Tou n'auras jamais d'enfant !

Il lui manque une prémolaire.

— Moi, avec les quarante ans, j'en ai programmé un de petit !

Elle se rengorge, l'œil fureteur m'abandonne, guette sur la vitre les 5 mm^3 de sperme fécondant.

Les gares se succèdent, le train longe les haies, franchit la couronne des extérieurs, s'immobilise. Carmen évacue la finale :

— Tou vas té faire violer, tuer, crucifier sur la porte des *Glycines* !

Je descends du train, un peu étourdie. Elle me retient par la manche, me souffle à la figure :

— Jé n'aurais jamais dû t'améner là-bas ! Tu sais, jé né t'aime pas !

Le corps de Kateb gît blanc sur l'émail. La lumière le polit comme du marbre, la brosse semble en fer. Les yeux, deux globes, clos. La bouche a viré au mauve. Hier violine, la bouche de diseur, la façonneuse de mots, aujourd'hui, fermée, et étrangement pâle.

De la gorge ne sortiront plus les mots graves, des orbites, le regard noir. Kateb, tout seul, tout nu, sur le blanc de la table. Sans mère pour le pleurer.

Sous le néon, les bacs ensanglantés. Le cœur, un muscle. Entre les côtes, la petite bouche s'est soudée.

Kateb des Islettes, prince des Rappeurs, poète des *Glycines*, gît parmi les âmes. Tué sur le coup. Il n'a jamais rien volé. Il a rêvé, il a dit, il a écrit. Le dernier titre, c'était : *Je ne veux pas mourir*.

Kateb en bleu, retenant son rire et s'inclinant, Kateb enrhumé qui renifle, Kateb cérémonieux.

Ma mère était institutrice. Il a dit : était. Elle n'est pas là, elle est morte. Elle m'apparaît, coiffée de pampres, à la grille du cimetière.

La démarche rebondissante, le cahier bleu, tiré à quatre épingles, un petit bouton sur l'aile du nez, content d'avoir dit tu, la voix qui ne colle pas avec le regard trop grave. C'est tout. C'est court seize ans pour faire une histoire.

Les jours qui ont suivi, Alex sembla frappé de stupeur. Il n'a plus mentionné le nom de Kateb. Il ignore la compassion.

Aux Islettes, les tours, le pont et le tunnel des Mortes-Eaux sont endeuillés.

Au milieu du jardin semé de graviers roses, les *Glycines*, noircies par les signatures, couleur de charbon, semblent brûlées.

C'est toujours le même nom qu'on lit : *Death*.

— Des millions pour tout nettoyer ! Et pas un mot de regret de ces mômes !

Carmen est dégoûtée.

A la morgue, devant le frigo qui contient désormais Kateb, le Taleb est venu lire le Coran.

Le troisième jour, Léonce a rapporté un mouton de Croueil. Son cousin connaissait le boucher. Il est revenu en train, avec la bête en laisse. Le reste du trajet, il l'a fait à pied. Le chauffeur de bus n'a pas voulu le charger. Le mouton a refusé d'avancer. Léonce a tiré sur la ficelle, a supplié, menacé. Il l'a fustigé. Il a bêlé, n'a obtenu qu'un petit trottinement. Finalement, il l'a porté sur ses épaules. Il l'a remis à l'oncle de Kateb. L'oncle l'a égorgé dans la cave, les femmes ont préparé le couscous, Léonce n'en a pas mangé.

Le bus « Ville des Islettes » a déposé les garçons devant la morgue de l'hôpital Saint-Blaise. En file indienne, ils ont attendu devant la porte de fer. A trois heures, elle s'est entrouverte pour livrer passage au cercueil. Ils l'ont chargé sur leurs épaules.

Ils marchent en direction du cimetière musulman, sur la départementale 317, près du tunnel des Mortes-Eaux. Les visières en berne. Les jambes en colonnes. Au rythme de leur marche montée sur coussin d'air, ils portent Kateb. Deux pas glissés, un sursaut, une boucle, *Tac-tac boum-boum*. Les impulsions, ils les reçoivent du mort. Ils s'accompagnent de la voix. Une syllabe répétée, toujours la même.

Ils ont déchargé le corps dans la fosse. Ils sont rentrés. Sur l'esplanade, c'est Alex qui récite.

Les cheveux, trempés de bave, de poussière, dorment.

Dans la boue, les cheveux dorment.

Abandonnés dans le vomi, la mort.

La bière attend dans la fosse et tout est dit.

Les deuilleurs ont piétiné un galop, à l'unisson du battement de leur cœur. Avec juste la sueur qui coule sur leur poitrine.

« Kateb, tué à seize ans, n'aimait pas la bagarre », titre *La Prévoyance*. Les Côtelés promettent qu'ils aideront la population à garder le calme. Ils ont offert une gerbe.

Carmen s'est mise à l'aise, elle reçoit. Velours détendu, espadrilles aux contreforts écrasés. Devant la porte des toilettes, elle s'arrête et d'un geste large pousse le battant :

— Jé n'ai rien à cacher !

Dans la cuisine, après avoir annoncé sous l'élan d'un commandement intérieur :

— Jé dois nettoyer !, elle s'empare d'une grattounette et frotte la cuisinière, puis sort du frigo deux plats chapeautés de cellophane. On n'a qu'à s'asseoir autour du plateau de pin pour manger la tortilla froide et le potage aux fanes de radis. Elle est une femme « complète » : la cuisine, elle sait faire...

Ses ongles luisent dans la lumière crue du ciel lytique. Taillés en amande, ils ont nécessité des heures d'entretien. Carmen, soucieuse de son apparence ?

Dans le bac à boissons, elle déniche une bouteille de vin de table, le hume, se sert, garde en bouche sa rondeur et avale en faisant claquer la langue. Puis elle nous fait passer le litre. Assis en rang d'oignons sur le banc, nous levons nos verres.

— Maintenant, la pétite vaisselle, annonce Carmen, car lé matin, berk !

Yésus, un barbu à lunettes qui n'a encore rien dit, se poste devant l'évier. Il lave et rince. Carmen essuie et range. En faction sur le congélateur, le flacon géant de nettoyant ménager suggère que c'est bien là la bonne façon de recevoir, qu'on en prenne note ! dans une cuisine comme celle-ci, où rien ne prend au fond, ne tourne, ne déborde. Où rien ne se répand. Dans une cuisine morale.

L'abbé examine le plafond, sa réserve nous rend un instant complices.

— L'*éjeunes*, attaque Carmen d'un ton affligé, jé ne vous cache pas qu'ils m'ont déçue ! Ils aiment le luxe. Surtout Vogel !... Et avec celui-là, jamais de merci !

L'adolescence, ah là là, quelle nostalgie ! Les Côtelés, tassés entre l'évier et le vide-ordure, avec leur fond mille-raies qui leur bat les jarrets, en sont à l'autoconfession : perversion, masturbation et *tutti quanti*. Très vite, cela les amène à évoquer la vie privée des garçons. Je les hais ces laboureurs de jardins secrets.

— Yésus va vous faire une tisane de thym ! coupe Carmen.

C'est une invitation : nous prenons place dans le salon-salle d'attente, sur le canapé de toile.

Le caoutchouc là dans son pot, il a fait des pousses et des pousses ces derniers mois. Mais c'est avant tout une réunion professionnelle, n'est-ce pas, il ne faut pas l'oublier, Carmen se tourne vers moi :

— Nous avons besoin de laver notre linge sale en famille ! Et... tou n'es pas de la famille ! Tou n'es pas ! (Son rire jovial découvre ses amygdales, elle me tend mon imper.) Salut !

— Tou n'es pas !, ajoute-t-elle, comme une évidence en allumant le plafonnier du palier.

LE RENDEZ-VOUS du mercredi est lugubre, Alex ne desserre pas les dents. Il me raccompagne. On parcourt les quatre kilomètres qui séparent la villa de la gare. Près des Mortes-Eaux, il fait gris déjà. Un type défraîchi sort des fourrés, se dirige droit sur moi. A ma gauche, Alex s'enfonce dans le sol. Le blouson qu'il portait à l'épaule, il l'a enroulé autour de son cou. Il attend, campé dans la boue. Le type fait un crochet brusque. On a frôlé quelque chose de bestial. On n'en a pas parlé.

Jamais encore, je n'avais ressenti cette impression : être protégée jusqu'à la mort. Alex, peut-être, n'a peur de rien.

Sur le quai, sa voix étouffée :

— Ratiche t'a laissée prendre Polo, quelle ordure !

Il me couve d'un regard inquisiteur. Le train est arrivé. Avec cette sorte de compassion mêlée d'impatience qu'on a devant un enfant, il articule distinctement :

— Je ne peux pas tout t'expliquer. Tu n'es pas dedans. Tu es une petite femme. Ne fais plus jamais ça ! C'est tout !

Il s'est radouci et a ajouté :

— Ce mec est dérangé.

Sur le quai, un petit des Islettes, plein de taches de rousseur, a crié en me montrant aux autres gamins :

— C'est la femme à Vogel !

Alex a claqué les portes derrière moi, pour m'expédier saine et sauve à la ville. Son regard était austère. On ne m'a jamais parlé ainsi. Je n'y comprenais rien, c'était trop difficile. S'il y avait eu un risque, Carmen m'aurait-elle confié Polo, ce garçon débordé par sa force, son intelligence tordue ? Je ne pouvais pas y croire.

La candeur m'a toujours exaspérée. La mienne, surtout. Une phrase sèche d'Alex me revenait, il y était question d'une petite mouche aux ailes brillantes. Personne, à la réunion, n'avait compris sa métaphore.

J'ai servi d'appât. A titre expérimental. Le test fini, dehors !

— Allez, ça va passer, dit soudain la femme assise en face de moi sur la banquette. Sous son béret, toute sa personne était ronde, elle tenait en laisse un gros chien noir.

— Moi, quand j'ai un chagrin, je le dis à mon chien. Je lui raconte tout. C'est tous des méchants avec la maîtresse, je lui dis. Il comprend, pas vrai pépère ?

Le chien nous a regardé gravement, son cou faisait des plis. Il a posé sa tête sur mes pieds.

Le mercredi suivant fut le dernier. L'expérience avait pris fin. Personne ne me l'a signifié, seul un grand silence a comblé la villa. Les garçons ? Partis en villégiature. Les regards des Côtelés se sont détournés. Je n'avais plus rien à faire aux *Glycines*. Mon sort, réglé, je devais partir, en lousdé, comme dit Polo.

— Ta Carmen, avait remarqué ma mère devant ma mine chafouine, qu'est-ce qu'elle leur reproche à ces jeunes gens ? Ils sont mieux qu'elle ! Et histoire de lui river son clou et de me redonner du mordant, elle avait ajouté avec l'approbation de mon père :
— Tu t'en fais un petit peu trop avec cette bonne-femme-là ! C'est qu'une bourrique à deux tchuls !

Je me suis levée. J'aurais aimé glisser « Ciao », mais les sons sont restés enfermés. Dans la cour, les pétales du marronnier faisaient des taches sur les graviers, un caillou bloquait la grille, j'ai donné un coup de pied dedans. Au premier, le rideau, imperceptiblement, a bougé.

J'ai couru jusqu'à la gare. Salauds, je criais. Je suis montée dans le train. Il est parti, c'était fini. C'était facile au fond. Jamais je ne remettrai les pieds aux *Glycines* ! Une bouffée de liberté m'a fait tourner la tête, les Côtelés pouvaient aller se faire foutre, les garçons mettraient le feu à la baraque...

Le train a pris de la vitesse, il a longé les tours, les petites maisons, les hauts murs de l'H.P., Ville-Blanche. C'est là que Polo avait été interné, c'est là que je suis allé le chercher. Au fond d'un pavillon rempli de lits à barreaux, sans draps. Ça sentait le désinfectant et l'urine. Les malades, déambulaient, sans regard ni direction, la tête cassée en arrière. Ils s'agglutinaient aux portes en râlant. L'infirmier a verrouillé derrière moi. Les fenêtres sont grillagées. Ça pue. La peur s'insinue. Des fous, autant que des blouses blanches. Le couloir est long. Mes jambes, fauchées. Penser à Artaud interné ne change rien. Enfin la dernière cellule. Drapé dans un vieux peignoir écossais qui éclate aux coutures, Polo m'attend. Il a tabassé un prof, plus ceux qui s'interposaient, cinq adultes en tout. Il a les yeux enfoncés dans les orbites.

— Viens dans la cour !

Un figuier s'étiole dans une mare de béton, on fume une cigarette, on mange des petits gâteaux. Des vieux, édentés, cagneux, plein de goitres nous regardent. Entre leurs paupières, frangées de taies, leurs pupilles blanchissent. Ils pissent, chantent, esquissent des gestes obscènes, certains gâteux gisent sur leur chaise roulante avec leur pot de chambre arrimé en dessous. Toutes les figures ont la couleur du coing. Avec nos frais visages, nous sommes indécents. Polo s'appuie sur mon épaule, il m'appelle sa grande.

— Sors-moi de là ! J'ai peur, y en a qui bouffent leur matelas, leur merde. La nuit, ceux qui sont attachés hurlent...

L'infirmière-chef m'a poussée aux épaules.

— Vous, vous rentrez chez vous !

Elle a fourragé dans son placard, quelque chose est tombé, elle a rougi très fort en l'enfournant.

— Ce jeune pourrait sortir d'ici si quelqu'un de sa famille se portait garant.

Elle désignait Polo du pouce. Avec l'accord des Côtelés, je suis devenue sa sœur, ça leur débarrassait le plancher. Je l'ai emmené chez moi.

(Ce qui est tombé du placard, c'était une camisole de force.)

Maintenant, la ville, sans mauvaise conscience, est au bout de la voie, je m'en suis bien tirée !

CE N'EST plus mercredi, c'est n'importe quand. C'est tous les jours.

Depuis le premier jour, il est à moi. Ma jupe s'est enroulée à ses jambes qui marchaient. Jamais je n'avais ressenti avant une telle proximité. Je respire à son côté. Quand il n'est pas là, l'air se raréfie. Je n'y comprends rien, je sais seulement que je dois faire cesser ce malaise. Je l'attends.

Le voler à son âge, à sa vie poétique et dure, aux puissances de l'adolescence, à l'attrait du jeu de mort, je n'ose pas. Aimer c'est déjà se protéger : supprimer la torture de l'attente. Aimer remplacerait ses rêves en marge ?

Quand on se quitte, en silence je dis : je t'aime, je t'aime. Pour conjurer le sort, pour le préserver, pour qu'il ne meure pas. Dans la poitrine, c'est comme un coup de couteau. Puis plus rien, ne pas se retourner.

Le mot « Ange » revient sans cesse, écrit avec une majuscule, en lettres lumineuses. Ange sans ailes, représentation mentale obsédante qui diffuse un état de bonheur, image d'eau, de rivière ombreuse. Quand on se laisse gagner par la magie de la phrase sur la page, jouissance absolue, on se dit : c'est ça. C'était pareil.

« Tu me mets aux anges » avait chuchoté Albertine, les yeux retournés vers l'âme, à la petite blanchisseuse qui lui dispensait du bonheur, sur la rive de la Loire. On ne saurait dire mieux.

Je n'ai jamais pu m'empêcher de le regarder, de comparer les différences, parcourir le visage, le corps. C'était une obligation, un inventaire.

Les jambes, comme des colonnes, dans le jean rendu moelleux par l'usage, les cuisses, j'y revenais sans cesse, le ventre, le sexe ; je passais aux genoux. Une fois sans faire exprès, je l'ai effleuré, on a sursauté, j'ai dit : pardon. Les chevilles aussi m'étonnaient, presque fragiles. Sur les mains, je m'attardais, c'était plus fort que moi ; je remontais au cou si rond dans la masse des cheveux noirs et je me laissais absorber par le regard. Cela ne gênait pas Alex. Pas plus que le silence. On ne se rendait pas compte du temps qui passait ainsi. Lui, à l'affût, tout le temps. Il me respirait comme on respire les bébés. Ou bien, il faisait comme les gens de là-bas, il m'observait sans me regarder.

Fruit de la passion, il avait dit pour le parfum de la glace. Avec méthode, comme pour tout ce qu'il entreprenait, il lécha le cornet. J'entrevis un bout de langue mauve qui se retira poliment ; la bouche bien fermée reprit son aspect d'aile de papillon.

Tout est devenu irréel. Je m'entends parler. Je suis obligée de me dire comme s'il s'agissait d'une autre : c'est moi, je lis, ou bien : je prends le train...

Toutes les nuits, c'est la même histoire, je suis enfermée. Et il me manque quelque chose. Quelque chose d'oublié, quelque part. Je cherche cette chose essentielle. Son manque me fait souffrir. Je m'épuise à parcourir des distances immenses, ma vie en dépend. Je m'éveille.

Soudain, ça me revient, comme une tache qui papillote sur les draps, me brouille la vue, ça descend, des pointes éclatent dans ma poitrine. La souffrance m'apprend chaque matin ce que je ne veux pas savoir : j'ai perdu.

Les garçons me parlaient de lui, comme s'il était admis qu'il était à moi.

Lui n'a jamais parlé de personne. Il haïssait tout le monde. Affalé, la cigarette à la main, la ligne droite de ses épaules emplissait la pièce. Après le départ des gêneurs, pour moi, doucement, point par point, il reprenait la discussion. Son drôle de raisonnement, percé de blancs, comme un damier, c'est là que devait circuler ma réflexion. La réponse je devais la trouver sans aide. Système absolument privé, accessible à moi seule.

Dans la douceur de ce début d'été, je suis partie en voyage. Je suis rentrée. Le désir d'aller aux Islettes était plus fort.

J'ai marché jusqu'au tunnel des Mortes-Eaux, enfin, jusqu'à la villa du gouverneur. Elle nous servait de cachette et de boîte aux lettres. Pas de mot. Je ne pouvais pas le croire, ma main a continué à fouiller, à décoller le tapis de l'escalier. Rien. Dans la cité, personne ne l'a vu. Aux *Glycines*, non plus. Alex a disparu.

Je ne pars pas cet été, avait-il dit soudain dans le réfectoire, je reste ici. Ses mots sur mon cou. Je me suis retournée. Dans son tee-shirt bleu fumée, il est velouté. Son regard pénètre, le mien se laisse prendre. Nous ne pourrions pas attendre longtemps.

J'ai peur. Tout le temps, peur. Qu'il soit arraché de moi. Kateb est dans ma tête mais à sa place, je vois Alex. Rigide, un cassis éclaté au niveau du cœur.

J'ai appris à mon visage à rester impassible. Ça se met à bouger comme un bébé dans le ventre, ça monte jusqu'à la gorge, ça s'étend. La douleur irradie, elle pleure, sans cris ni larmes. Kateb est oublié. Au-delà de la vision des corps suppliciés (à trois heures d'ici, on a enrôlé de jeunes soldats), c'est la souffrance dans le corps d'Alex qui me déchire, l'éloignement de son corps du mien. Le manque.

On marche dans les bois, les autres n'existent plus. Un grand arbre au tronc gris pousse au milieu de l'allée. Alex l'enlace, s'élève comme un chat, j'aperçois sa tête ébouriffée penchée vers moi, on rit. Tout d'un coup, il est en bas. Il m'entoure de ses bras, l'écorce, rugueuse, on escalade sans fin. J'entends son cœur. Son odeur dorée, je la goûte, elle est bonne. Les autres sont là, brusquement Alex est englouti. La sonnerie du téléphone me réveille :

— Y a un bon dieu pour les cons ! C'est Polo qui glapit dans le récepteur. On a retrouvé la caisse, elle est bousillée ! Mais ton petit ange a dû s'en tirer !

Alex a eu un accident. Sans autres nouvelles, je deviens folle. Sans pouvoir dormir ni manger, je passe les nuits à la fenêtre, comme s'il allait apparaître sur l'avenue. Je suis, d'après Renaud, transparente, une bulle, on voit à travers.

J'ai appellé les commissariats, les hôpitaux. Je cherche un jeune homme basané, cheveux noirs, jean. Y a que ça ici ! répond l'infirmier de garde. Devant le téléphone, la feuille oubliée, les numéros griffonnés au milieu d'un fouillis de dessins qui tous représentent une bouche en aile de papillon.

— La Madone des *Glycines* a des ennuis avec ses petits anges ! commente Renaud. Les allusions à la nature de leur sexe se répètent chaque jour.

Personne ne sait rien. Le clandestin qui fabrique les peintures aérosols ne l'a pas vu depuis des semaines. Enfin, s'il était mort, je le sentirai, c'est impossible. Ceci, je dois me le répéter à chaque instant.

Aux *Glycines*, c'est le silence. Les garçons n'ont pas fichu le feu, personne ne leur a dit qu'on m'a renvoyée, ils ont cru que je les avais lâchés.

Au *Balto*, je ne peux pas retenir mes larmes devant la patronne. Mais vous en êtes sûre de ce jeune homme ? Mais oui, il est arrivé quelque chose.

Sa voix sourde avait fini dans un cri si juvénile ! Qui a retenti dans le tunnel des Mortes-Eaux. J'ai enfin compris. La bouche tordue a hurlé : Je vais te descendre, Lise ! Les yeux comme ceux du renard. Alors, j'ai compris. Ne pas croire la bouche, se repérer au regard.

Un jour, il avait un éclat de verre dans l'œil. J'ai dit : assieds-toi. Il s'est assis. J'ai pris un mouchoir en papier, tout doucement, j'ai effleuré la cornée, il me regardait par en dessous. C'était la première fois qu'on était si près, moi debout entre ses jambes, habituellement, il y a une distance respectable entre nous. L'œil roule, absorbe mon image, je touche la pellicule moelleuse, c'est salé. L'iris comme du miel. L'œil sourit, je ne me presse pas, je me balade dedans, une petite larme sourd. Je t'ai fait pleurer, dis-je, on rit. Je retire l'éclat. Il s'incline très bas : Madame ! il effleure ma main d'un baiser chaud qui la respire.

De cette époque, je n'ai rien vu, rien entendu, et quand on m'en parle, je ne me souviens de rien. Que de la couleur dorée. Tous les autres étaient des ombres. Depuis l'instant où son poignet m'a touchée, aux aguets, nous étions.

La villa du gouverneur, c'est Alex qui l'a trouvée. Fermée par des palissades, fraîche, avec un toit en terrasse et un carrelage bleu, c'était une ancienne résidence, vouée aux démolisseurs. Un jardin en friche, des lambeaux de stores vénitiens qui pendaient aux fenêtres, sous nos pas, entre les bordures de buis, les gravillons dégringolaient.

Qui es-tu toi, tu es bien joli ? Je l'accueillais ainsi, tous les jours. Une fois, il a répondu : « Je suis le renard, dit le renard. » L'auréole qui l'entourait j'aurais pu la toucher.

Je le regardais. Dans quelle souffrance était-il ? Son corps respirait là, à mon côté. Se méfiait-il, lui qui prenait mes moindres paroles à la lettre. On ne pouvait rien lire. Qu'il risque un geste ! Envie de se mordre, de se coucher l'un sur l'autre. Haineux, polis, on marche en silence.

Il n'était plus parti, jamais. Sa personne énigmatique à mes côtés. Tous les jours, dans la villa du gouverneur. On se trouvait, sans se donner rendez-vous, comme ça, comme les chiens qui prennent le vent. Quand l'heure approchait, fuyants, faux-jetons, on désertait, on mentait.

Avant, j'éprouvais de la joie à vivre, chaque moment avait une saveur. Depuis qu'Alex a surgi, quelque chose m'emplit les poumons quand il arrive. Quelque chose avec du goût, fort, c'est bon, et le reste devient fade. Il est là, il sent l'été, j'aspire l'odeur de sa chemise.

Je dois partir ; sa souffrance palpite entre nous. Le gravier crisse sous ses enjambées. Il faut que je rentre, il enfonce très fort les poings dans ses poches, l'air malade. On attend, la fraîcheur monte. Le moment est passé, on n'a rien dit. Amers, on repart par les jardins.

Il y a longtemps déjà que nous ne comptons plus en « je », en « tu ». Comme les gens qui s'aiment nous ne connaissons plus que : « on ».

L'odeur du chlore sous la verrière moisie, l'eau qui danse au-dessus de la lisière bleue du carrelage. Par le hublot, je l'aperçois. Il vient vers moi, rutilant, les hanches drapées dans une grande serviette rouge. Sourire du regard, des pommettes, de la bouche enfin, extrême douceur des traits. Il avance. Son buste nu me contemple. Refus d'investiguer le corps, on verra plus tard. Cabré sur moi, il flotte sur l'eau de la piscine. Il a dit : Tu étais gravée dans le hublot, les yeux couleur de pluie, comme si tu priais.

Je ne pouvais plus rien faire. Il avait d'abord l'air un peu souffrant puis ça arrivait par vagues, la lumière. Il restait à me couver, sans le savoir.

Une fois, j'ai dit :

— Jette le livre, il a répondu un non blessé.

— J'ai peur, ai-je ajouté, j'ai peur parce que tu ne dis jamais non quand je te propose quelque chose.

— Je ne veux rien te proposer, pour qu'on fasse tout ce qui te plaît. Il a murmuré et son visage était si désarmé.

Quand on se déchire, il joue dur. Jamais les épaules à terre. On ne cesse qu'à l'extrême limite, meurtris, jaloux. Il est capable de s'abstraire — je dis trahir — de jouer avec la mort.

Moi, je suis à l'abri, sauvegardée. La chevelure comme une cuirasse. Privée de raison, pourtant. Le rêve d'amour qui m'habite, exige la soumission jusqu'à la folie.

Il saute dans le train. Dans la ville, sans témoin, pour la première fois, on marche. De temps en temps, on s'arrête dans un bar. A mon côté, dans le noir, la poitrine jumelle, l'odeur dorée d'herbe et la proximité dure de la cuisse.

Pas besoin de tenir les regards en laisse, nous sommes seuls. On savoure l'immanence du corps ami, des cheveux en marche qui se frôlent, des jambes qui avancent, unies par l'envolée de la jupe. Si près, qu'on n'ose se regarder. On tomberait, comme ça. Puis je marche à reculons devant lui sur les quais. Quand on passe sous la lanterne, la jubilation illumine nos traits.

J'ai dit : Il n'y a plus de train. L'ascenseur attendait dans sa cage. La porte a claqué derrière nous. Alex a souri à mon décor, ça te va bien. J'ai regardé. Immobile comme une panthère noire, il était affalé parmi les choses douces. C'était beau, c'est vrai. On a écouté de la musique, sans parler. On a mangé un yaourt. Son blouson était déchiqueté, on l'a recousu, chacun une manche. Lui, plus habile. Sous mes doigts, le fil se tordait, crasseux et mouillé. L'aiguille est tombée, il s'est agenouillé pour la ramasser. L'hommage de sa tête courbée comme s'il buvait. Nous nous sommes regardés, interdits. Le jour est entré par les portes-fenêtres. Il s'est levé. Brusque, le dos large, muet, mauvais, il est parti. La porte a claqué. Je suis restée appuyée au battant, vide, le corps perclus.

Selon les heures, il était accablé, haineux, avec de grands chocs sourds dans le cœur. Il m'avait trop attendue. Trop possédée, trop bafouée. Quand j'ai décapsulé le yaourt, le laitage a coulé le long de mes jambes. On a suivi des yeux la promenade.

Je me méfiais de mes regards sur lui. Il fallait compter avec l'entourage. Je les civilisais donc, mes regards, tant bien que mal, je les mettais en veilleuse. Lui ne contrôlait rien. Il voulait tout gommer.

Nos visages publics, nos rites de faux couple, étranglé dans ses réserves, notre intimité, risible, nous les détestions.

Je voulais plus.

ÊTRE AVEC LUI, selon mon humeur, rieuse, légère, est dangereux. Je ne peux pas jouer avec Alex.

— Un homme n'aime pas comme une femme. Tu es ailleurs et je te hais pour cela ! Ta peau, l'odeur de la pluie sur les pierres, tes cheveux, comme une chute d'eau... j'attends. Et je n'ai rien à attendre !

Sa voix sourde a fini dans un cri, si désarmé, qui a retenti dans le tunnel. je n'aurais pas dû partir.

Ses yeux ont viré au noir. Il s'est avancé vers moi, menaçant. J'ai souri. Il n'a pas souri. Il est parti. Il s'est dissous plutôt. C'était bref, cinglant. Un ultimatum.

De quel droit me parle-t-il ainsi ? Je suis libre, moi, et je l'ai toujours été.

Injuste, méchant. Un petit morveux sans humour et vieux jeu, voilà Alex. Je perds mon temps.

Des plaintes s'échappent de moi. Misérables, ridicules. Je répète : C'est trop compliqué, nous sommes trop loin, et puis c'est impossible. Oublier.

Ses apparitions muettes, son silence si plein des choses qu'il sait, son visage où sa pensée est enclose.

A neuf heures, je guettais l'aiguille au cadran de sa montre. Le poignet recouvert d'un duvet fin, la main abandonnée sur la banquette du taxi, il suffit de la prendre. La petite aiguille arrive sur le douze. La limite que je me suis fixée est dépassée. Je n'ai rien fait que désirer ce poignet d'homme. Près de moi, sa cuisse dure.

Solennels, sanglés dans nos vêtements, nous restons à distance dans la salle d'attente, on attend. Le train part, dans le soleil roussi de la vitre on se roule l'un sur l'autre.

Sa main est lourde. Pleine comme une arme. Son épaisseur, quand je la serre, surprend mes doigts. Curieux, ils tâtonnent. Ils ont du mal à la porter, elle est étrangère. Une paysanne, avec des extrémités de musicienne. Les doigts, déliés, précis, avec des ongles carrés, roses. Des doigts soigneux, méthodiques. Des doigts parfaits d'intelligence. Quand je tiens sa main, elle n'en finit pas de m'étonner. Elle m'encombre. Elle peut aussi devenir généreuse, secourable. Et les doigts, méchants, mais leur dureté qui cause la douleur devient précieuse.

Je ne fais rien. Le goût amer qui emplit ma bouche me fait savoir que je fais du mal. Cette fille-là que j'aperçois dans les vitrines, et qui exige jusqu'à la folie, la dépendance, je ne l'aime pas.

— Si l'intensité entre nous diminue ne serait-ce qu'un tout petit peu, avait dit Alex, je partirai.

Il aspire très fort la fumée. Écartelé, muré en lui, les paroles, il les crache. Sa pensée, il la sectionne pour livrer la conclusion, crue. A moi de déchiffrer.

Les gens ne l'aiment pas, ils le disent, le Chinois-là, sournois. (Je ne bronche pas. Au moment où ils s'y attendent le moins, la vacherie. Je les prends au dépourvu. J'ai plaisir à m'acharner, la voix reste douce, y a que l'œil que je n'arrive pas à contrôler.) Alex se comporte comme ils l'ont supposé, il leur donne satisfaction, il les ignore.

Toute la journée, je lui parle. Même quand il n'est pas là.

C'est un faune, ses regards sont des dégoulinures d'amour. On erre. Ses cheveux caressent mes mains quand il se penche. Une nuit, ils ont balayé mon visage. Est-il réellement venu par la fenêtre ? C'est possible. Depuis son entrée feutrée, à l'instant où il s'est assis, il s'est emparé de moi. Il m'a prise.

J'ai rêvé qu'on allait me tuer, enfin que j'étais morte. Je disais : Ah bah, pas de quoi en faire un plat ! Mais, je n'ai pas envie de mourir. Dans la villa du gouverneur, Alex nous a liés par sa grande écharpe blanche, il a entouré nos cous, serré doucement. Il a dit : Tu veux ? J'ai répondu : Non.

Chaque seconde, je la regarde passer sur le cadran. Cette montre d'homme à mon poignet, Renaud veut que je m'en débarrasse. Il me gifle à toute volée, je m'effondre sur le parquet. Je m'en fous. Je ne quitte pas la montre. Je dors avec. Je dors tout le temps. J'attends Alex.

On vieillit. Nos visages se sculptent. Il n'y a plus ni mercredi, ni lundi, ni rien. Il y a Alex. Les jours sans Alex, quand je ne peux m'échapper ont un goût de cendre.

On avançait épaule à épaule. On écoutait la musique avec deux casques. Quand la musique s'est arrêtée, il y a eu un grand silence. On a ôté les casques. Les doigts d'Alex ont enroulé les fils. Dans le petit bois, la nuit tombait. Tout à coup, les lumières sont arrivées, la rumeur de la ville, Polo et Aimé qui sortaient du *Balto*, la tuile ! La voix de Polo, nous a unis quand même : Les salauds ! faut avouer qu'ils sont beaux ensemble !

J'ai peur pour Alex tout seul.

Hier, il a failli mourir. Il avait aspiré l'éther jusqu'à l'évanouissement, plus loin que le tourbillon. Il s'est réveillé, sur le toit, au-dessus du vide. Seul, dit-il, je suis capable de tuer, de faire n'importe quoi. Seul, il est capable de mourir.

Quand les lettres anonymes arrivent à mon domicile, je ne nie rien. Renaud comprend : j'ai une idylle, on ne va pas en faire une histoire !

J'ai de plus en plus de mal à m'échapper.

Chaque jour, Renaud invente la petite phrase qui va me faire balancer de l'autre côté. Chaque jour, il m'attend dans le noir. Chaque jour, il fabrique de nouveaux raisonnements dans lesquels il est question de droit de vie et de mort. Je passe outre. Je pars.

Il m'endrape dans son désespoir. Ses journées, il les passe à écouter les secondes de mon absence s'écouler. Il s'est rasé tous les cheveux. Son rêve d'adoration me déchire.

Longtemps, j'ai été protégée par la coquille de la prime jeunesse. Bridée aussi. L'indépendance de l'âge adulte me rend moins tendre, les autres diraient dure. Mais les autres, chéris naguère, ne sont plus là qu'inévitables. J'en ai assez d'étouffer, conforme au résultat de l'alchimie maternelle : sereine et forte. Ne pas faire mal, ne jamais sangloter, expectorer, se liquéfier en morve et larmes. Gâtée ! le désespoir je ne connais pas, paraît-il, ou alors juste quelques petites larmes discrètes, adorables. Que le cri sorte ! Être laide ! avoir cette liberté. Ne rien expliquer. Révolu, le temps des modèles. Plus de discours, plus d'aînés, plus de passé. Rien. Seule.

Renaud lâche ses petites phrases. On est comiques, au fond. Deux petits cons.

De fait, du point de vue de l'intelligence, Renaud se demande si je suis si bien lotie que ça. Que je reconnaisse au moins que je suis givrée...

Aucun éclat dans son ton, de la tendresse, de la raison. Il me pousse vers la folie :

— Pour peu que j'en convienne, il y a toujours eu une fragilité, là...

Renaud s'est sectionné un lambeau d'oreille. Il me l'a offert avec un brin de muguet. Je l'emmerde.

Dans sa voix, l'insulte. Dans ses yeux, la mort. Il me frappe. Je ne bronche pas. Je ne me défends pas. J'ai très peur.

Peur de ne pouvoir rejoindre Alex. De ne pas approcher son corps. Alex, sans morale, sans chantage, sans concession, Alex sans discours. Alex, c'est tout ou rien.

Je ne vois d'abord que la jupe droite blanche qui marche, avec en dessous mes jambes. Je ne la quitte pas des yeux, elle avance. Il y a du sang, j'ai dû tomber. La jupe s'assied dans le train, prend la file d'attente à l'arrêt des taxis. Elle rentre, l'autre silhouette en pointillé à son côté. Terrifiée à l'idée de devenir folle, je garde les yeux clos. Tout le temps que dure la maladie. Sans nouvelle d'Alex, je reste enfermée. Tout mon corps a mal, est affamé. Je m'endors n'importe où. A demi vivante. Renaud me préfère ainsi. Je ne suis pas libre ! on n'a pas le droit, sur un coup de tête, une passade, de faire mourir les gens, pour peu que j'en convienne. Il me gardera folle et puis c'est tout. Sinon, il a acheté une corde.

Je suis au pied du mur. Alex ne sait rien.

« Mots boue, mots sang, je l'aimerai, elle m'abandonnera. Elle vient d'arriver aux Islettes. Posée sur un bout de banquette, elle écoute, droite dans sa robe ajustée. Je respecte le protocole. Puis je la prends dans mes yeux, je l'enferme en moi, je l'aspire.

Chaque parcelle de son visage, de son corps, je l'enregistre. Je me projette le montage nuit après nuit. Je la possède. Je suis fou, et cruel car l'amour rend cruel. J'utilise les autres, je les manipule, je les roule. Tout ce qui n'est pas nous n'a pas d'importance. »

Le cahier perdu est son unique témoignage. Alex n'a aucun garde-fou.

D'abord, j'ai vu ses doigts sur la rampe, il était là. On n'a rien dit. On se respirait juste. Son visage comme un fruit prêt à tomber. J'entendais les grands coups de mon cœur, ou du sien, je ne sais pas, ça cognait jusque dans mes dents. On s'est fait face, mauvais. Sans que je le veuille c'est parti. Une gifle. De quel droit ? J'ai touché au visage d'Alex. Il attrape mes poignets. J'ai le dessous tout de suite. J'exècre sa stupide force masculine. Il me lâche en douceur. Les yeux de renard sont revenus. Ça fait jaillir les larmes, une nappe, qui coule sur ses mains. Il est stupéfait. Il part. J'ai envie de m'écraser la poitrine sur la rampe pour ne plus sentir cette douleur. Je cours, je l'attrape par l'épaule. Il est maigre. Il me regarde, il a l'air subitement tout désaltéré :

— Je suis un peu fou, tu sais.

De ça je m'en fiche, mais je ne veux plus entendre son cri. Sa voix si juvénile qui a résonné dans le tunnel. Je ne veux plus sentir ce manque de lui, plus jamais. C'était trop de douleur. J'accepte tout. Je veux partir, comme ça tout de suite. Ce qui compte c'est cet amour. Il ne faut pas l'abîmer. Ne pas le perdre. Un tel amour, c'est impossible à gérer. C'est fragile, ça se salit. On va s'enfermer tous les deux dans une chambre. Se calfeutrer, condamner fenêtres et porte. S'aimer, le temps qu'il faudra. Ensuite, glisser doucement.

C'est tout ou rien. Et rien, c'est plus sombre que n'importe quoi. Rien avec lui, ça peut être vraiment rien. C'est laid. On crie, on se tient les poignets. Des gens nous regardent.

COLLÉS l'un à l'autre, on roule. On cherche un hôtel. Chassés de partout. On roule encore, la brise est chaude sur nos épaules. Les champs désaffectés luisent. C'est dimanche. Après le petit bois de sapin, la déchirure d'une carrière de craie. Déserte. On s'arrête. Une excavatrice abandonnée sous une bâche fume au soleil, ça sent l'huile. Solitude, chaleur. Les oiseaux ne chantent pas. On marche dans la carrière. Ça fait cligner les yeux tout ce blanc. Alex prend son souffle, un frémissement de l'aile du nez, paupières closes, l'air qu'il doit avoir dans l'amour. On marche. La chaleur plaque ma robe, dessine sur le ventre des lys, sur les fesses, des pivoines, sur nos cils, une voilette de craie.

Tout à coup, il est là. Je prends ses cheveux dans mes mains. On se regarde. Peut-être jamais personne n'a regardé ainsi. Un tel désir, c'est pas imaginable, mes jambes, je ne les sens plus. Sa bouche trace des lacets, elle se promène, lèche les joues, paresse. Sur les seins, elle s'éternise, comme si elle avait soif et faim. Comme si elle mangeait des hosties. Et la chaîne d'or suit les traces brillantes. Et la robe sous les baisers se dépouille. La bouche glisse doucement jusqu'au ventre, Alex dit en caressant l'attache des hanches : le ventre de Lise. La soie est tombée. Il s'agenouille comme pour une prière. Plein de ce bonheur incroyable, être arrivé là, enfin. Au sexe, tracé net, comme une aile.

Quand la fermeture de son jean glisse, on entend « crrrc ».

Tout nus, on n'en finit pas de presser nos poitrines, nos ventres, de s'imprimer, s'entortiller, se nouer. Se souder. On se cherche longtemps, longtemps. Toujours plus loin, passant les cercles. Avec des rigoles de sueur qui lavent le voile de craie.

Mouillés, fondus, on est devenu lourds. On reste agrippés. Un jeune sommeil le prend. Je le regarde dormir. La courbe des pommettes, la bouche, si près de la mienne, je n'arrive pas y croire. Forcée de me dire sans cesse : c'est lui. Et l'air sauvage et extasié qu'il a eu, avec ce regard très vieux à contempler la jouissance, c'est lui.

Quand on se relève la lune très haute éclaire la carrière. Le sable fin comme de la farine a gardé notre empreinte. Des pieds à la tête on en est saupoudrés. Alors, je lui demande les mots. Alex secoue la tête :

— C'est pour toi, ce sont mes mots. (Il n'a pas dit je t'aime ou tu es belle.) Il n'y a que toi.

— On part.

Il acquiesce silencieusement, les jambes en fourche au-dessus de la moto. Il s'agit d'un départ sans retour. Ne l'aurais-je pas dit qu'il se serait dissipé, taillant à vif dans ma chair. Mon amour, mon corps, ma vie, ai-je murmuré, car il était déjà ma chair et, sans lui, j'étais déjà mutilée. Il ne disait rien, me regardait sans répondre car lui, sans moi, irait simplement, vite, vers sa mort.

Le désir nous faisait nous jeter n'importe où dans les bras l'un de l'autre. Tout était bon, cage d'escalier, remise, ascenseur, bureaux vacants, chiottes d'aéroport. Mais les *Ladys* uniquement. Ma détermination faisait rire Alex. On s'enfermait, le verrou claquait, on arrachait nos vêtements. Les caresses profondes faisaient bourdonner les oreilles. Ignorants du tapage mené par les femmes de service de l'autre côté de la cloison, on retenait notre souffle, jusqu'au bout du plaisir. Rajustés, éclairés par le trait animal qui redessine les contours du visage, on sortait. Alex, munificent, moi, prête au combat.

On a roulé jusqu'au sud. Dans la ville basse, les *Hortensias*, hôtel de passe. On y serait moins regardant. La patronne était revêche, elle portait un peignoir. C'est à Alex qu'elle s'est adressée : Elle a quel âge la petite ? Je restai muette. Elle est majeure, dit-il, et il empocha le savon qu'elle lui tendait. L'escalier sentait le vieux tapis. Notre premier lit. Huit jours sans sortir, à se regarder, s'aimer, se transformer.

Enfin, Alex s'est levé pour acheter des cigarettes. Quand il est revenu, je l'attendais dehors. Des amants qui ne sortent pas, ne mangent jamais, c'est louche ! J'étais sous la douche au fond du couloir, la patronne en a profité pour sortir le sac. Le patron m'a menacée de la police. Il sentait l'ail. Sa bonne femme avait trouvé des fruits dans les draps, des pépitos dans la table de nuit. Et puis dans le sac y avait rien.

C'était vrai, on était partis comme ça, avec juste nos habits sur le dos et le grand sac en cuir corail que je portais à l'épaule. Il asséna une claque sur le cul drapé dans le peignoir. Je n'ai pas insisté. (Et puis, j'avais déjà vu Alex en colère, le garçon qui m'avait touchée dans la gare, il l'aurait tué.)

On a dormi sur la plage. Étendue brillante de la mer, odeur d'algues. A l'aube, le sable humectait la toile de transat. Alex me couvrait de son corps, on frissonnait. Il se levait pour ramasser des souches, allumer un feu.

Bientôt les nuits furent longues et fraîches, le feu ne nous réchauffait plus. On a émigré. D'abord en stop — la moto, Alex l'avait vendue — puis en train car les conducteurs, surtout ceux des modèles de luxe, s'avéraient bizarres. Excepté le marchand d'articles de pêche qui nous installa à l'arrière de sa fourgonnette. Il nous invitait à rester jusqu'à Venise, c'est là qu'il livrait son chargement d'asticots. Seule, la puanteur atroce nous en empêcha.

La Corniche Blanche écorchée par les carcasses de voitures, c'était un abri sûr. Alex construisit une cabane. Concentré, comme s'il allait consacrer sa vie à assembler des planches, il l'adossa à un mur de rocher. L'effort lui donnait un rictus de diable, remplacé aussitôt par un sourire de bouddha. En bas, la mer scintillait. Le soir, on mangeait des sardines grillées dans une cantine de pêcheurs. On se racontait notre enfance. On abolissait le temps entre nous : on aurait pataugé ensemble dans les ruisseaux. Il écartait les branches, me tressait des couronnes. On s'inventait des noces, on réécrivait tout.

Avec la fin de l'été, avec la faim qui se faisait plus sensible, on s'est rapproché de la ville. Alex volait des pêches de vigne, il partait pour de brèves expéditions sur les aires de repos de l'autoroute. A son retour, on se jetait sur les quarts de poulet.

J'ai volé dans les églises. Dans la clarté des cierges nous avons fêté ses dix-sept ans. Le gâteau d'anniversaire, rond comme un sein. Pour Alex, j'étais terre, lune, oxygène et nourriture.

Dans l'île, les eucalyptus déchiquetés laissaient voir leur écorce rose. Il escaladait les grilles des villas fermées pour l'hiver, protégées par le panneau « Propriété surveillée par système électronique ». Suspendu par les pieds, il me happait.

C'était comme un mal qu'on subissait, toujours la peur d'être retrouvés, séparés, elle nous réveillait la nuit.

— Tu me sens ?

— Oui, je te sens.

— Regarde-moi.

— Je ne peux plus, c'est terrible.

— Regarde-moi encore.

« Elle me regarde, elle aime me regarder. Son corps devient fluide, et on vogue comme ça, dans la douceur. Je déchire des pétales de soie. Glisser en elle, dans son odeur de pluie et de pierre chaude, dans son ventre translucide, l'intérieur d'elle, velours, mangue, soie, le rouge d'elle, m'y enfoncer, y rester. Entrer tout entier dans ses yeux qui me regardent, comme si son âme était renversée. Les mots crus ne suffisent pas pour dire cet état, l'attacher, la courber, la fatiguer, rester dans ses yeux agrandis, l'habiter. Être elle. »

C'est ce qu'il avait écrit dans le cahier.

Je le regardais dormir, manger. L'artichaut, il l'épanouissait, le désarticulait, il étalait ses pétales un à un, en faisait une belle fleur mauve qu'il contemplait un instant, avant de mordre les feuilles.

Il fallait trouver de l'argent.

Nous n'avions pas de blousons chauds, mes sandales étaient en lambeaux, mon collier vendu au poids de l'or ne nous avait permis de tenir que quelques jours. Le superflu me manquait, le restaurant, les cafés, le parfum. J'avais froid.

Sur le port, il déchargea des caisses pendant deux semaines. Le jour de la paie, je l'attendais à la terrasse de *La Navale* devant un café froid. Il déposa devant moi un petit paquet : un bracelet, très beau. On a couru parce qu'il ne pouvait pas payer la consommation.

Il fut terrassier, boulanger-*aux forts bras bruns*, mécanicien.

Se séparer pour la journée était un arrachement. Son pas faisait vibrer les rochers, il revenait !

Il me comblait de couronnes de fleurs sauvages et de colliers, qu'il tressait. Il me nourrissait comme une divinité indienne, de petites choses bonnes à manger, offrandes roses, framboises, mousses, qu'il me rapportait de la ville. Je mangeais ses présents, il me mangeait. J'ai compris plus tard que chez lui on donne de la nourriture quand on aime. (Et aussi quand on n'aime pas.)

Il sonda la terre. Maigre et luisant sous le soleil, Alex s'escrimait sur sa machine. Les mains pleines d'huile glissaient sur le carottier. Après les pains de granit, du sable très blanc, doux, imprégné d'eau fusait de la sonde.

Un homme avait eu la main arrachée, je ne quittais pas Alex des yeux.

— Toi, tu as l'odeur de la terre d'orage, disait-il le soir.

On a trouvé une maison, avec un mûrier dans la cour ; le lit, c'était un grand navire.

Il gisait comme un mort. Caresses, ultimatum, fuites, traités de paix n'y changèrent rien. Les yeux mi-clos, sans manger ni dormir, inerte, il gisait. Au bout de trois jours une larme a coulé. Interdite face à ce garçon qui n'avait jamais pleuré, le chagrin que j'avais déclenché m'intimidait. Vulnérable, odieux, asocial, l'amour, c'était ça ? Cette chose impossible à maîtriser, gangrénée de jalousie ?

— Tu es laid, lui dis-je.

— Toi, tu n'es qu'une petite merdeuse blanche !

Sa bouche était cruelle, ses joues renfrognées. Il me fixait. Avec ses yeux désespérés. Qui démentaient tout. Je fus secouée d'un fou rire. Alex s'y rafraîchit et sombra dans un accès de gaieté qui découvrit au-dessus de ses dents un V de gencive mauve que je n'avais encore jamais vu.

On a rempli le sac. Il était temps de partir.

Sur le port, un bananier, en partance pour l'Amérique, embarquait des passagers.

LE PORT, décor de cinéma dont l'affiche aurait pour titre *Les Émigrants*, beau vu du fleuve, sinistre depuis la zone de transit où on nous parqua. Nous n'avions que des allers simples. Les douaniers naturalisés depuis peu se méfiaient. Caressions-nous de trop près le rêve américain, non pas celui avoué de suivre les traces des poètes-vagabonds, mais bien le plus excitant, ce pour quoi ils étaient prêts à tuer, le rêve du *Golden God*? Après un jour d'attente et de justifications bas-bleu auxquelles ils ne comprenaient rien, de guerre lasse, ils abandonnèrent à Alex un permis. Il fut convoyeur de marchandises.

Vêtu d'un vieux short militaire, il menait vers le sud son vieux truck, plein à craquer de troncs de résineux. Une main sur sa cuisse, j'étais sa passagère clandestine. Les pins sentaient bon. On couvrait des miles et des miles. A midi, on s'arrêtait dans un motel pour acheter un hamburger, une tarte aux pommes et un pack de café long. On repartait vite avec le sac en papier. Si notre rêve nous paraissait plus beau, matérialisé par un costume qui m'apparentait aux pin up collées sur les pare-brise, il n'inspirait que du mépris aux gars du sud. La jeune femme étourdie de soleil sur le marche-pied de la cabine puis déposée à terre par son *guy* basané faisait horreur.

J'éprouvai pour la première fois la saveur du rejet.

Le soir, on dormait dans la cabine. On stationnait le truck sur une aire caillouteuse, avec le désert infini autour. On prenait une douche. Mon salon de beauté se résumait à un miroir et un jerrican de plastique accroché à la portière (plus trois cintres qui pendaient aux fûts des pins dans un nid de poule de la 41, toutes les dentelles tombèrent sur la tête d'Alex). Sur la bordure de sable, j'attendais, nue, qu'il porte le bidon. Il versait l'eau sur mes épaules. Il disait : tu scintilles. Lui aussi brillait, cet éclat l'avait protégé de tout.

Au bout de quelques mois le *road-movie* nous inspira de l'aversion. Alex était crevé. Il avait amassé quelques dollars, cela nous permit de tenir dans une cabine single du 34ᵉ étage d'un vieil YMCA. Au-dessous, la ville bruissait. On s'émerveillait à parcourir les avenues immenses, avec le bitume qui collait à nos pas. Au comptoir, on buvait un vin blanc qui picotait. Les yeux perdus dans les photos de footballers casqués, on répondait aux questions des consommateurs. Ils ne cachaient pas leur étonnement et nous faisaient servir du whisky jaune d'or et des rondelles d'oignons. Ce jeu avait ses règles strictes : je censurais les récits de guerre au napalm.

On rentrait à pied en se tenant par la taille, le long des futaies de buildings. Les devantures des épiceries de nuit clignotaient. Nous étions les seuls promeneurs. Sur notre bât-flanc, dormir d'une traite, il n'y fallait pas songer ; à moins de synchroniser tous nos mouvements. Sans ventilateur, l'amour nous laissait épuisés, en nage.

Nous sommes rentrés.

LE PORTAIL de la villa rose est ouvert. Il arrête la voiture. La bâtisse se dresse intacte, persiennes closes. Le soleil dore le jardinet aux parterres bien nets, plantés de roses corail. La fenêtre de cuisine n'a pas de volet. Sous ses pas, le gravier crisse. Alex regarde. Il prend son fils sur sa poitrine pour qu'il puisse regarder aussi.

— Tu vois, c'est la cuisine. Quelquefois on faisait des crêpes.

Ils restent ainsi joue à joue plus de temps que nécessaire pour examiner une fenêtre de cuisine. Dans le reflet de la vitre, la joue lisse vernie de rose par le cône à la fraise, l'abandon des deux bras autour de son cou. Le cornet commence à goutter, le bonhomme en plastique vert lui gratte la nuque. Il dépose doucement le petit à terre. Accroupi à sa hauteur, il lui essuie la bouche. Les joues lisses sentent le foin.

— Ben dis donc, elle est grande ta pension !

— Tu crois, à moi, cela me paraît tout petit !

Le garçon donne un petit coup de langue sur sa glace.

— C'est quand qu'on s'en va ?

Le parc des Mortes-Eaux ferme à six heures, il faut se dépêcher. Ils reprennent l'allée de graviers. Un bruit de savates les fait se retourner. Le gardien est essoufflé.

Il n'y a plus personne, la villa va être rasée. L'abbé Robert est mort, les Côtelés disparus, les anciens envolés. Pour ce qui est de Polo, Alex a su, bien sûr ? Dans la cave, le jour de ses dix-sept ans, Polo s'est pendu.

NOS ANNÉES d'apprentissage nous révélèrent l'ordure cachée dans l'amour. Et l'extase. On a découvert et dit les mots qui giflent, Alex débridé, moi ironique. On a mis à jour les blessures, la comédie, les solitudes. On s'est dressé l'un contre l'autre, étrangers, filous. On a bouclé des sacs, prononcé des ultimatum, transigé, négocié. Je lui ai brisé quelques montres, que j'ai piétinées avant de les jeter par la fenêtre, en criant : Bien fait ! Il a déchiré mes photos. Il les a recollées. On est parti, chacun dans sa direction.

Avec quelle force, je déteste alors l'étranger ! Et lui ! Pour Alex, tout est fini, je suis allée trop loin ! Pas un seul qui ose dire la vérité dans ce jeu d'amour et de deuil. Ce serait peut-être des phrases bêtes, trop simples. J'ai peur de la mort, ou j'ai besoin de toi. Ou je suis jaloux, cette dernière résonnant comme une infamie qu'il faut cacher à tout prix.

Quand cesse la comédie, capricieux, imprévisibles, on pleure, on se serre, on lèche les blessures, on n'est plus sûrs de s'être traités de petite merdeuse blanche ou de sauvage. Alex se vautre dans la douceur et en demande plus et plus.

Dans sa chevelure si noire, un cheveu blanc s'est mis à briller, je l'embrasse en secret.

Il se souvient :

— « elle » était très douce, « elle » souriait tout le temps, il a bien préservé la douceur de son Étoile de neige ?

Je réponds : Oui, elle est indemne.

Quand les gens constatent qu'Alex m'appartient tant, ils ont un recul. On se retrouve seuls.

Son regard, j'ai fini par oublier que sur moi, il n'est pas inscrit comme sur les gens de *là-bas*, qu'il vient de l'intérieur. Pour mettre un mot en valeur, il faut ouvrir brusquement les yeux qu'on tenait voilés et ponctuer du menton. Après, il n'y a rien à ajouter. Inattendu, un peu impudique, ce regard, comme si on montrait ses paumes. Quand le patron du *Pavillon d'or* a sursauté, j'ai compris que je l'avais.

Le riz, maintenant, je sais le cuire. J'ai mis tout ce temps avant de comprendre : une mesure pour une phalange d'eau. Toujours trop humide ou trop mou, c'était du riz pour femme enceinte, ou pour jaunier, mais jamais le grain dressé et sec qui embaume. Alex avait répété encore une fois : une mesure pour une phalange d'eau. Alors, nous n'avons pas les mêmes phalanges, allai-je répliquer. Mais cette fois, il a montré : l'auriculaire barré par le pouce. Il me considérait avec ce sérieux appliqué qu'on réserve aux enfants, il était devenu soudain plus étrange. J'ai enfin compris, c'était *vraiment* un étranger. Moi, j'évalue toujours avec le pouce, comme on fait *ici*.

Le parfum du riz chaud qui emplit la maison m'apaise. J'en mange en boulettes, en soupe, en confiserie, avec du sucre.

J'ai exhumé du fatras obscène et pudique de sa langue, ceux, rares, qui parlent d'amour. Filtré par ma bouche, ce bien dont il a été spolié, il vient le reprendre. Et je sais répondre par une question à une question.

Un jour, ce sera incroyable, on sera vieux. On ne s'en sera pas aperçu. Rien n'aura changé, sauf qu'on se ressemblera un peu. Le sourire, la même manière de relever les commissures. Et les mots, qui auront pris le chemin des vases communicants. Les mots d'amour auront été dits. Avec timidité, avec passion. Le désir, abîmé, parfois renaîtra. Il nous éloignera toujours des autres. Le temps aura passé, on ne l'aura pas su. Nous aurons, paraît-il, les cheveux couleur de fer, les veines noueuses, la peau ternie, la peau élastique devenue écorce. La belle jeunesse, partie. Le Kouros, le Buddha Khan, le Bébé Tigre sera tassé. L'Apsara, la Fleur de neige, le Petit Bonhomme de Chemin, la Petite Ame, jadis gracile devenue osseuse.

Le duo de colombes, les rondeurs d'amour, les belles courbes, si naïves et si bonnes qu'elles amenaient sur le visage d'Alex l'air d'étonnement joyeux d'une mère considérant le derrière de son bébé, seront seulement humbles. Et les pieds intelligents, les mains bavardes, les doigts catégoriques, la chevelure à reflets roses, les sexes amis et secrets ? Et les lèvres si bonnes et les baisers ? Et les langues moelleuses, à la framboise, au raisin, à l'eau ? Vieux.

Et alors ? Plus d'orage, d'imprécations, plus d'yeux en cage, plus de larmes, de froideurs. Plus de pactes, d'injures, de dos courroucés, de valises lentement remplies, défaites rapidement, d'ultimatum repris ? Plus d'éblouissements, plus de mots d'amour, de mots bébêtes, plus de jeux ? Mais si, encore des jeux. Et puis du rire aussi car on a plus d'humour. Et même des mots d'amour. Rares, car lui aura conscience de l'âge. Moi, je m'en ficherai. Solennellement, avant que la mort ne vienne, on se dira les mots :

— Tu es mon amour.

Bientôt l'un des deux sera figé. L'autre restera. Et ce sera pire que la mort et pire que la vieillesse. Ce sera une mort lente et sale. Toutes les marches à redégringoler. Il y aura le choix du cercueil et des pompes funèbres et l'amour gisant sur un lit. Absent. Cinq ou six hommes en casquette s'empareront de son corps, qui sera appelé dépouille, et l'on entendra le bruit de leurs crochets et de leurs poulies. Et ils dresseront le coffre debout pour passer la porte d'entrée et la cage d'escalier. Un instant debout, l'amour, l'adoré, l'âme adorable. Et ils l'emmèneront, et l'entasseront comme une chose. L'amour entassé comme une chose.

La mort qui s'installe car l'autre qui reste, coupé en deux, est mort aussi. La rupture sera celle-ci, obligée.

Christian Bobin

Postface

NOTE DE L'ÉDITEUR

Lorsque, en 1993, Christian Bobin eut achevé la lecture du premier manuscrit de *Brûlures* que Jocelyne Sauvard lui avait adressé, il s'empara de son téléphone et laissa deux longs messages sur le répondeur de la jeune femme. Puis il lui écrivit une lettre, celle qui est reproduite à la fin de ce livre.

C'est donc tout naturellement que nous avons eu l'idée, il y a quelques mois, de demander à Christian Bobin de rédiger pour *Brûlures* une postface, suivant le principe de notre nouvelle collection de romans. Celui-ci proposa alors à Jocelyne Sauvard de publier la lettre de 1993.

« *Cette lettre,* commenta-t-il, *elle dit votre livre, tel qu'il m'a traversé, moi. Je ne fais pas cela souvent, écrire une lettre, téléphoner. S'il m'arrive une avalanche de manuscrits, je me débrouillerai comme un grand... Vous pouvez aussi utiliser la cassette du répondeur. Mais la lettre, surtout. Elle est sortie de votre livre. C'est le heurt de la solitude de votre écriture et de ma solitude... Je ne suis pas quelqu'un de gentil, contrairement à ce qu'on a fait bêtement croire, je l'ai écrite parce que j'étais... irradié, par l'émotion. L'émotion quand j'ai lu m'irradie et laisse de grands trous blancs... Je perds la mémoire de ce que j'écris sous l'emprise de cette émotion. Après, je ne saurais plus écrire comme ça, c'est une écriture d'amour pour le livre... C'est violent comme votre livre est violent...* »

Avec l'aimable autorisation de Christian Bobin, nous reproduisons donc ce message sur répondeur et cette belle lettre.

Retranscription du message de Christian Bobin sur le répondeur téléphonique de Jocelyne Sauvard (juillet 1993)

Bonsoir, Christian Bobin. Je viens de prendre connaissance de votre manuscrit... Il faut absolument le publier, voilà, quoi, c'est aussi simple que ça... Bon, vous savez bien, on prend connaissance d'une histoire très vite, on sait qu'on ne se trompe pas. Moi, votre texte me plaît, me touche. C'est plus que me plaire. Il me touche. Par son écriture, évidemment, et par ce qu'il dit.

L'écriture est claire, simple ; vous parlez clairement des parties obscures du monde. Et du cœur, voilà. Vous parlez avec une manière de lumière, toute calme. Une voix non fardée. Non apprêtée. Une voix exacte, juste. Vous parlez très bien de ces gens qui traversent Les Glycines...

Qu'est-ce que je peux faire ?

Pour ma part, j'ai renoncé à soumettre des manuscrits... Je n'arrive pas à transmettre ces joies de lire. Les rapports avec l'édition sont plus simples qu'on ne le dit... Les textes sont lus... Mais je ne crois pas qu'une recommandation, en aucun cas, fasse quoi que ce soit, sauf, peut-être, agacer, ou faire que le livre soit lu plus vite...

[Coupure, il cite quelques maisons d'édition.]

Il y a un souci de l'autre, énorme, dans votre écriture qui, vraiment, je vous le dis, me bouleverse. On est seul pour lire, on est seul pour aller, on est seul pour écrire. On est seul d'une solitude qui n'est pas malheureuse. Et c'est très bien comme ça.

Mais vous pouvez avoir confiance, avec ce que vous avez fait. Le souci aimant que vous avez du réel dans votre écriture...

[Sonnerie, interruption de la cassette. Deuxième message.]

Voilà, c'est toujours moi, toujours Christian Bobin, j'avais pas tout à fait terminé; voilà. Et puis ne m'en voulez pas de vous avoir fait attendre. Je suis parfois mangé, dévoré par le courrier. Des manuscrits, il m'en arrive quelques-uns, comme ça. C'est un peu comme une longue, longue lettre qui vous vient du bout du monde... C'est bien. [Silence.] *C'est bien ce que vous m'avez mis en tête et au cœur, Lise et Alex...* [Silence.] *Vous savez, je crois que ce que vous faites avec le monde, en écrivant, vous faites quelque chose — ah! je ne suis plus très sûr de la page, la page m'échappe, peut-être page... je ne sais pas — vous montrez les deux garçons qui se battent, Alex passe très près de la mort, ou d'un coup très grave, et l'évite, ce coup, cette violence, en épousant le mou-*

vement qui va le renverser — vous voyez, il évite d'être détruit, en s'identifiant complètement au mouvement de ce qui va le détruire, en ne cherchant surtout pas à y résister — eh bien, ce que vous faites avec votre écriture, c'est un peu ça, devant la douleur du monde. Devant l'abjection de ce monde, de cette société. Vous avez ce mouvement-là, étrange, en écrivant... Comment dire ça ? Vous laissez tout venir, tout venir auprès de vous. Même le plus noir. Le plus souffrant. Comme cette mère, terrible, celle que vous dépeignez, là... Je vous remercie profondément d'avoir écrit ces pages, magnifiques, et... ne vous découragez absolument pas... si de quelque côté que ça vienne vous rencontrez un refus. Il faut l'éditer ce livre. Il le sera, édité. C'est important que ce livre existe et c'est important qu'on le lise. Voilà.

Chère Jocelyne Sauvard, vous
avez écrit ce que Bernanos appel-
lerait un livre de compassion
—— votre langue est simple,
sans fards, assez claire et nue
pour que la vie humiliée
vienne y trouver de quoi
laver ses blessures. Je pensais
en vous lisant à ces enfants
bagnards du dix neuvième
siècle, et à leurs crânes rasés.
Ici, ce sont les cœurs qui
sont rasés et votre voix
calme, fraternelle, fait

venir un à un dans la chambre de lecture des corps, des visages et des âmes —— inoubliables.

—— Aucune trace de mièvrerie, aucun cliché; La note juste, exacte: dans votre Nom à Vous, il y a "sauvage" et "sauvé", et c'est entre ces deux abîmes là — la grâce, la perte - que vous allez, pratiquant à merveille l'art du conte qui est l'art de dire l'insupportable d'une voix douce.

Merci d'être qui vous êtes. Maintenant allez droit vers les éditeurs. Publiez.

Amicalement,

Christian Bobin

Achevé d'imprimer le 03 janvier 1997
dans les ateliers de Normandie Roto Impression s.a.
à Lonrai (Orne)
pour le compte des Éditions Desclée de Brouwer
N° d'impression : 962308

Dépôt légal : janvier 1997

Imprimé en France